DE LA MÉDECINE CONJECTURALE

SOI-DISANT RATIONNELLE,

ET DE LA

MÉDECINE POSITIVE.

LA CROIX-ROUSSE (LYON). — IMPRIMERIE DE TH. LÉPAGNEZ.

DE LA MÉDECINE CONJECTURALE

SOI-DISANT RATIONNELLE,

ET DE LA

MÉDECINE POSITIVE,

COUP D'OEIL D'UN HOMÉOPATHE,

par

J.-M. DESSAIX, Dʳ M.,

ANCIEN MÉDECIN DES ARMÉES,
CHEVALIER DE LA LÉGION-D'HONNEUR,

> J'ai compris que le raisonnement ne peut jamais affaiblir la raison. (DE LAMARTINE, *Ch. des Députés*, 18 août 1842.)

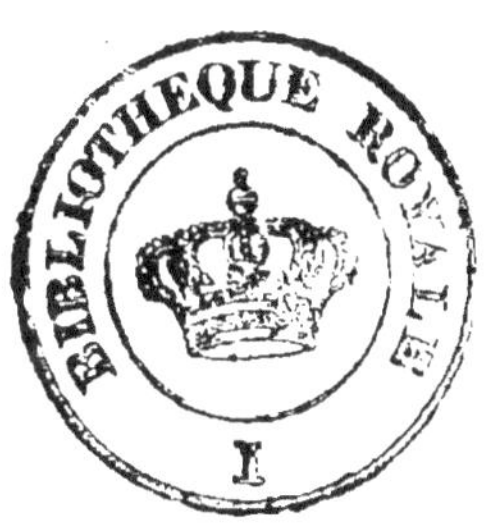

PARIS.

J.-B. BAILLIÈRE, LIBR., RUE DE L'ÉCOLE-DE-MÉDECINE, 13.

LONDRES, MÊME MAISON, STREET-REGENT.

LYON.

CH. SAVY, LIBRAIRE, QUAI DES CÉLESTINS.

1843.

A Messieurs

Alexandre Authoinoz,

NOTAIRE ROYAL A THONON;

Aimé Dessaix,

MON FRÈRE AINÉ,

AVOCAT, ANCIEN CAPITAINE D'INFANTERIE LÉGÈRE, ANCIEN MAGISTRAT.

—

Hommes excellents,

Cet opuscule, malgré toute sa faiblesse, est digne de vous par le désir ardent d'être utile qui me l'a dicté, par la sainte affection qui vous le dédie.

Quelque sévérité, juste peut-être, qui d'ailleurs puisse l'attendre, je suis heureux de penser à l'accueil que vous lui réservez, vous en qui Dieu m'a donné dès le berceau, les meilleurs appuis, et, pour les bons comme pour les mauvais jours, les amis les plus indulgents, les plus généreux et les plus sûrs.

Votre J.-M. Dessaix, D. M.

Cette brochure était sous presse au moment où Hahnemann recevait l'investiture de l'immortalité, en quittant la terre, le 4 juillet, plein de gloire, plein de bonheur et plein de jours.

Dès ce moment solennel, Hahnemann est un ancien. L'envie contemporaine va s'endormir et attendre, longtemps peut-être, qu'un autre grand homme lui livre une proie nouvelle; la raison publique et la science, laissées à elles-mêmes, vont donc juger l'Homéopathie et en assurer rapidement et partout le triomphe.

Nous livrons toutefois ces pages à la publicité, sinon avec l'espoir de contribuer encore, pour notre faible part, au gain d'une victoire imminente désormais, comme elle a toujours été certaine, du moins pour les offrir en hommage filial au bon, au pieux, au grand homme dont l'affection paternelle nous laisse des souvenirs si douloureux et si chers.

DE LA

MÉDECINE CONJECTURALE

SOI-DISANT RATIONNELLE,

ET DE LA

MÉDECINE POSITIVE.

CHAPITRE Iᵉʳ.

GRANDE QUESTION.

La médecine d'Hippocrate et celle de Galien, la médecine de Stahl et celle de Boërhaave, celle de Brown et celle de Broussais, sont toutes des médecines rationnelles, dans l'acception généralement admise de ce mot. Il y a donc bien des médecines rationnelles, et pourtant il n'y a qu'une raison !

C'est que médecine rationnelle ne veut point dire médecine essentiellement fondée sur la raison, mais médecine raisonneuse, médecine dont, au défaut de l'expérience, le raisonnement est forcé de faire la plus grande partie, à lui seul, en attendant mieux et pour arriver à mieux.

1

Les mots, en effet, ne disent jamais que ce qu'on leur fait dire; ainsi, bien que celui de rationnel ait une autre acception dans d'autres emplois, il ne peut avoir, appliqué à la médecine, que le sens dont nous parlons, et ne se charge point de la distinguer de ce qui est irrationnel, mais la sépare seulement de l'empirisme brutal auquel tout raisonnement serait étranger.

Avant d'être ainsi rationnelle, la médecine n'était pas; car, dans les premiers temps, un très-petit nombre de données pratiques, sans liaison entre elles, ne pouvaient constituer ni une science ni un art; aussi le raisonnement dut-il se hâter d'intervenir, afin de coordonner, du mieux possible, en un système, ces premiers témoins de la vérité, et de constituer pour eux et autour d'eux une science rationnelle, dans le but de les recueillir et de les féconder. Bientôt de nouveaux faits exigèrent un autre système, et, toujours rationnelle, la science ne tarda pas à le créer, à nouveaux frais de ratiocinations.

Ainsi l'esprit humain ne s'élève jamais que par une succession d'échafaudages temporaires, faisant en grande partie et à lui seul, presque de toutes pièces, une science, tant qu'elle est trop pauvre de réalités pour être positive; il remplit à ses périls et risques, au moyen de cette construction, les lacunes que l'expérience n'a pas encore eu le temps de remplir elle-même.

La chimie des sympathies et des antipathies minérales, la chimie du phlogistique, la physique des atômes crochus, et celle de l'horreur du vide; l'astronomie

du cercle parfait des orbites célestes , et celle des tour-
billons, pouvaient se dire aussi , dans le même sens que
la médecine, des sciences naturelles.

Chez elles, comme dans la médecine , de hautes intelligences se sont épuisées en combinaisons souvent
pleines de génie, pour coordonner le peu de positif qui
se trouvait constaté à chaque époque , et la chimie , la
physique, l'astronomie, dans leur robuste virilité actuelle , reconnaissent avec respect tout ce que dut leur
débile enfance aux labeurs de ces grands hommes.

De tels efforts étaient indispensables, « car, si d'un
« côté toute théorie positive doit nécessairement être
« fondée sur les observations , il est également sensi-
« ble d'un autre côté que, pour se livrer à l'observation,
« notre esprit a besoin d'une théorie quelconque. »
(Aug. Comte.)

Mais enfin toutes ces sciences sont arrivées à l'époque glorieuse où le raisonnement n'est plus chargé de
les construire avec ses propres forces ; elles se sont placées sur des bases positives ; et l'intelligence, au lieu de
se consumer comme elle l'a fait si longtemps en créations transitoires dans ces belles carrières, peut s'y livrer
et avec tout son essor, à des progrès solides et à des
œuvres durables.

La médecine reste donc presque seule à l'état primi-
tif, et le raisonnement est toujours condamné à lui fournir l'ensemble et les directions qu'elle n'a pu trouver
encore dans l'expérience.

Cet état d'enfance de l'art de guérir, n'est que trop

constaté, n'est que trop solennellement proclamé d'âge en âge, à peu près toujours le même, par les plus illustres médecins, venant promettre tour-à-tour de donner à l'art la certitude et la force qui lui manquent, et n'en laissant pas moins l'espoir de ce triomphe à leurs successeurs, auxquels on le voit également échapper.

La société entière, victime et témoin de ces révolutions de sérail aussi stériles que multipliées, ne juge de son côté que trop bien de tout ce qui manque à l'art, d'après les variations perpétuelles de ses principes, la longueur, l'âpreté, l'insuffisance, et, dans des cas nombreux, l'impuissance complète de ses traitements ; et tout cela malgré les secours que lui apportent chaque jour avec plus d'abondance, en instruments, en exemples et en méthodes, toutes les sciences, tous les arts, humiliant ainsi de leurs largesses, et sans pouvoir l'élever jusqu'à eux, l'art qui par sa haute antiquité, ses grands hommes et sa destination sublime, devrait pourtant briller à leur tête.

Nous sommes donc bien fondé à ne voir qu'une médecine conjecturale dans celle qui se dit rationnelle ; et comme toute la médecine, dès les premiers temps jusqu'à nos jours, n'est pas autre chose, nous sommes bien maître, en parlant d'elle, de la désigner indistinctement par les mots de médecine rationnelle, médecine conjecturale, médecine des écoles, ou même tout simplement par le nom de médecine, quand il n'y aura pas à craindre d'équivoque.

Mais pourquoi donc n'avons-nous encore que des

médecines rationnelles, pourquoi n'avons-nous même encore que des médecines, au lieu d'avoir une médecine, et d'où vient à l'art salutaire cette désolante infériorité?

Serait-il vrai, comme on le dit sans cesse, avec une résignation peu méritoire puisque c'est du genre humain qu'elle fait les honneurs, serait-il vrai que le traitement des maladies soit compliqué de tant d'insaisissables éléments et tienne à des lois si subtiles et si variables, que l'esprit humain ne pourra jamais le diriger avec sûreté?

Faut-il reconnaître qu'une aussi dure anomalie ait été mise en réserve pour l'élu de la création par cette bonté providentielle, qui s'épanchant sur tout et sans mesure, se montre toujours la même et dans la goutte d'eau où elle protége des mondes animés, et dans le chœur des sphères qui la proclament jour et nuit? Non, nous n'aurons pas le courage impie d'admettre que l'art de soulager et de guérir les hommes leur ait été dédaigneusement refusé par Celui qui après leur avoir donné dès le principe, tout le nécessaire, tout le luxe de la création, leur prodigue aujourd'hui d'heure en heure et de la main des arts, de nouveaux, d'inépuisables trésors; par Celui dont la sollicitude pour l'humanité fait, à notre époque surtout, l'admiration de l'histoire qui sait toujours mieux voir chaque événement comme appelé par son nom, et sommé de paraître à son tour et en son temps, selon les plans d'une bonté providentielle infinie.

Toutes nos sciences n'ont grandi que d'hier : avaient-elles donc avant-hier, aussi découragées que nous le sommes, le droit de se dire dans leur chétif berceau, Nous n'en sortirons jamais? Et ce droit désolant la médecine, l'aurait-elle aujourd'hui?

Que si une médecine positive ne nous est point encore venue, nous ne saurions en conclure autre chose si ce n'est qu'au bout de six mille ans, le genre humain est encore bien près de sa naissance, et que de forts longs âges lui demeurent promis sur la terre par ce retard d'un bien qui ne peut lui avoir été refusé. L'hiver n'est pas près de venir lorsque le fruit sommeille encore dans la fleur.

Avant donc de nous courber sous l'incompréhensible loi d'anathème qu'on accepte avec tant d'aisance comme chose toute simple et dont ce n'est même plus la peine de parler, examinons avec la rapidité que la nature de cet écrit nous impose, mais selon toute la portée de notre faible vue, si c'est Dieu qui nous déshérite de la médecine positive, ou si c'est l'homme qui jusqu'ici s'en est déshérité lui-même, et s'il ne tiendrait point à lui de s'en mettre en possession. Dans ce dernier cas il est impossible que l'art positif tenu en réserve pour nous n'ait pas, à l'égal de tous les autres arts, quelques indices qui dans les temps passés le montrent à l'avenir. Faisons donc avec confiance l'examen de la philosophie et des procédés de la médecine rationnelle, avec l'espoir d'y trouver, au moins en germe, une médecine positive.

Les résultats de cet examen pourront diriger nos pas ultérieurs.

CHAPITRE II.

PHILOSOPHIE MÉDICALE DES ÉCOLES RATIONNELLES.

Natura morborum medicatrix, c'est là certainement le fait médical le plus haut et le plus important auquel l'esprit des écoles se soit élevé. *Quò natura vergit eò ducendum*, en est la rigoureuse conséquence.

Si tout a été prévu par la Sagesse éternelle dans l'harmonie simultanée et successive des facultés et des organes de chaque espèce, aussi bien que dans la coordination de chacune d'elles avec le milieu qui lui est préparé, les besoins qu'elle aura à satisfaire, les dangers dont elle devra se garantir, ne fallait-il pas également que toutes choses fussent disposées contre ses maladies avec la même prévoyance ?

C'est dans ses facultés, dans ses organes et dans les éléments dont elle est environnée que toute espèce vivante a dû trouver le moyen d'échapper à ses ennemis, d'atteindre sa proie, de jouir pleinement enfin de la portion de bien-être et de puissance réservée pour elle dans l'économie du monde. C'est aussi dans le jeu de ses fonctions et dans le concours des éléments qui sont mis à son service, que l'être organisé devait trouver des ressources contre ses maladies. Ainsi, à la suite d'une extrême fatigue ou d'une insomnie accidentellement prolongée, la nature prescrit à l'homme un repos et un sommeil réparateurs ; elle prévient, par un vomissement facile, les suites d'une ingestion malsaine ou surabondante ; d'autres fois, et contre d'autres désordres, ce sont des sueurs, des évacuations alvines qu'elle emploie pour ramener l'harmonie.

Or, il était impossible que l'intelligence de l'homme, même le moins cultivé, restât inattentive à ces actes spontanés de la force vitale, et ne cherchât pas, dans certaines circonstances, à leur prêter secours, par les moyens simples que le plan providentiel lui mettait immédiatement à portée. Serait-ce en effet sans dessein que les propriétés qui peuvent concourir aux opérations sanatrices les plus familières à la nature, auraient été semées avec profusion autour de nous, dans les agents chargés de servir nos nécessités habituelles ?

La vertu laxative, par exemple, est dans le raisin, dans le petit-lait, dans nos cucurbitacées, dans le miel de nos ruches, comme dans beaucoup de nos fruits ; l'eau tiède, la titillation de la luette sont des vomitifs ; une marche vive, un beau soleil, un bon feu, une retraite, une enveloppe et des boissons chaudes, ne sont-ils pas souvent les plus heureux auxiliaires d'une transpiration que la nature veut établir et pour laquelle elle demande le secours de ces moyens qui sont à elle ? Les alliacées, les asperges de nos jardins sont diurétiques ;

les condiments, les liqueurs fermentées sont un besoin général, une condition naturelle de notre existence.

Toutes ces choses, reproduites sous diverses formes dans tous les climats, appartiennent au régime de l'homme, et quand, par leur choix ou leur quantité, l'homme s'en sert pour aider la nature dans une de ses tendances médicatrices, il fait, ce nous semble, de l'hygiène médicale bien plutôt que de la médecine. Que si, plus tard, des substances étrangères à l'hygiène, des purgatifs, des diurétiques, etc., proprement dits, sont ajoutés à ces moyens diététiques, il y a là bien moins un art nouveau qu'une simple extension de l'hygiène médicale, car on ne saurait voir de différence fondamentale entre l'emploi de l'oignon de scille et celui des asperges, comme diurétiques, pour nous borner à cet exemple.

Il n'est pas déraisonnable de penser que l'espèce humaine, à l'état paisible de sa plus grande simplicité, et sous un ciel heureux dont elle aurait le choix, ne trouvât dans cette hygiène médicale un secours très-suffisant contre la plupart des maladies, qui devraient en pareil cas être d'ailleurs aussi rares que peu complexes et avoir des indications très-évidentes. Quelques tribus agricoles ou pastorales déposent, encore de nos jours, en faveur de cette opinion.

Mais, il n'en est pas moins certain qu'à la suite du développement social, la nature ne nous rend pas si aisément les mêmes services. Les forces primitives et intestines de la vie n'ont rien à gagner dans ce développement, tandis que les causes perturbatrices dont elle a à se défendre y vont se renforçant d'heure en heure, et l'entraînent constamment ainsi dans des luttes de plus en plus inégales, où la victoire est pour elle toujours moins facile, moins prompte, moins assurée.

Fidèle à sa tâche, pourtant, la nature s'engage alors, avec une admirable persévérance, dans une voie mystérieuse de travaux habilement enchaînés, et plus d'une fois elle finit de la sorte par amener à bien des pneumonies graves, des typhus menaçants, et tant d'autres longues et douloureuses maladies qu'elle n'a pu prévenir ou réprimer à temps par ses procédés les plus simples et les plus courts.

Un tel spectacle, renouvelé sous mille formes, ne devait pas seulement exciter des sentiments de pieuse reconnaissance pour cette protection généreuse, il offrait aussi à l'intelligence de l'homme un des plus dignes objets d'étude qu'elle pût choisir, et Hippocrate s'immortalisa des premiers dans cette carrière.

Ce grand homme, suivi des plus illustres médecins de tous les temps, a constitué de la sorte, en face des efforts médicateurs de la nature, une science d'observation, comme l'astronomie s'est constituée de même en présence des merveilles du ciel.

Ces travaux du médecin contemplateur, loin de ne satisfaire qu'une savante curiosité, rendent tous les jours à l'homme des services précieux.

N'est-ce rien, en effet, que de distinguer ce qui est contagieux de ce qui ne l'est pas, au milieu de la confiance ou de l'effroi des populations et des familles? Rien, d'écarter du malade toute ignorante et périlleuse entremise ; de prévoir le calme dans l'orage, et l'orage dans le calme ; de signaler d'avance, au jour et à l'heure, les différentes phases du mal ; de discerner les voies que choisit la nature médicatrice ; de faire respecter ses tendances, et de les seconder par des moyens qu'elle avoue ; n'est-ce rien que de la garantir aussi de ses propres erreurs, lorsqu'un instinct perverti par la souffrance ou dénaturé par de vicieuses habitudes, ne fournirait que des indications menteuses ? Enfin, n'est-ce rien que de pouvoir, sans troubler le travail profond de la nature, le rendre, par mille moyens inoffensifs, plus facile et plus doux ?

Il est certainement impossible de ne pas honorer cet art pieux et grand de surveiller les malades et de les soigner, *artem curandi* ; mais il n'est pas moins impossible de reconnaître en lui un art de guérir, *artem medendi*.

Si toutefois cette savante observation de la nature médicatrice, appuyée sur l'hygiène médicale, répondait à tous les besoins de l'humanité souffrante, l'art divin n'eût jamais été autre chose.

Malheureusement, la force vitale médicatrice reste souvent bien au-dessous de ce qu'on voudrait obtenir d'elle ; souvent elle fait trop chèrement payer ses guérisons par le temps qu'elle y consomme, par les maux qui leur survivent, et les mutilations même qu'elle entraîne ; trop souvent enfin elle s'avoue, malgré tous ses efforts, d'une complète impuissance. Gardons-nous d'en être étonnés, et surtout de nous croire le droit de nous en plaindre.

C'est à protéger et à sauver les espèces vivantes que les forces conservatrices de tout genre sont préposées, et jamais elles n'y ont fait défaut. Les individus disparaissent chaque jour par millions, sans que l'espèce, même la plus déshéritée en apparence, ait été une seule fois en danger de s'éteindre. Il ne faut rien moins qu'un cataclisme, un ordre d'en-haut pour effacer une espèce de moucheron du livre de la vie ; et si l'homme, par son développement sur le globe, vient jamais à en chasser les grandes races malfaisantes, ce ne serait encore qu'en exécution d'une loi supérieure et à titre de vice-roi de la création terrestre qu'il pourrait obtenir ce triomphe inouï.

Que si notre famille n'est pas protégée plus spécialement que les autres, soit contre ses maladies, soit en général dans toutes ses nécessités, c'est que la Providence nous a chargés de créer les arts dans l'intérêt de chacun de nos frères, et qu'en nous donnant l'intelligence et la liberté, elle nous en a rendus comptables.

Aussi, à l'asile précaire et dangereux des cavernes et des bois, l'intelligence a-t-elle, par ses efforts incessants, substitué les chaumières, les villes et les palais ; aux vêtements de fourrure, les tissus les plus commodes, les plus gracieux et les plus utiles ; aux glands comestibles et aux racines sauvages, la chair des animaux domestiques, la vigne, les moissons et les vergers. Et si l'un de ces arts généraux s'échappait sans retour de nos mains, a-t-on seulement le courage de songer aux calamités dont cette perte serait suivie, et au petit nombre d'hommes qui lui survivraient misérablement et que les dons spontanés de la nature arracheraient à peine à une ruine assurée ?

Sans doute qu'à l'instar des belles créations qui chaque jour conjurent tant de maux, l'intelligence n'aura pas manqué non plus de substituer aux dons spontanés de la nature médicatrice, une médecine dont la protection large et puissante embrasse toujours mieux et toujours plus, comme celle des autres arts, tous les enfants de l'humanité; hélas! il n'en est rien, et la voix du genre humain dépose au contraire que si toute la thérapeutique médicale des écoles disparaissait ainsi sans retour, un tel naufrage, au lieu de bouleverser le monde, risquerait bien plutôt d'éveiller ce souris philosophique dont parle Gibbon à propos du fatras de controverses brûlé par Omar pour chauffer les bains d'Alexandrie.

Avouons effectivement que jusqu'ici tout ce que l'art médical a de mieux à faire en totalité, c'est de laisser agir la nature en la secondant avec la plus grande circonspection. Dès qu'il veut opérer par lui-même, c'est toujours au milieu de tant d'incertitudes et avec des procédés si contestables et si chanceux que l'illustre Boërhaave, en mettant le bien et le mal dans une juste balance, aurait préféré qu'il n'y eût jamais eu de médecins au monde.

Un coup d'œil sur la direction générale des écoles nous donnera une idée suffisante de ce déplorable état des choses.

Par l'observation hippocratique des maladies nos

anciens maîtres ont eu des premiers l'honneur de s'élever jusqu'à l'harmonie sublime des œuvres de la création,
consensus unus, conspiratio una, et de se prosterner
devant la main toute puissante qui, au milieu même des
apparences du désordre, soutient et confirme sans cesse
l'ordre établi par elle. Ce n'est pas un des moindres
titres du père de la médecine, que d'avoir, au sein du
paganisme, précédé de si loin dans ces hautes contem-
plations, les touchants tableaux et les leçons sublimes
des Fénelon, des Bonnet, des Bernardin-de-St-Pierre.

Faut-il donc s'étonner si bien des médecins, et généralement des plus sages et des meilleurs, une fois entrés
dans cette admirable carrière, se sont habitués à ne
compter que sur la nature conservatrice et n'intervenant
qu'avec une sorte de religieuse terreur dans le travail
des guérisons, se sont bornés à observer les œuvres de la
nature, et à la seconder uniquement d'après ses ordres
et dans ses tendances manifestes? Mais, d'un autre côté,
sera-t-on surpris de voir également beaucoup de médecins, frappés des insuccès et des revers de la nature médicatrice et désolés de son insuffisance, en méconnaître ou
en dédaigner plus ou moins la direction, et chercher dans
toutes sortes de voies un art de guérir plus puissant et
plus heureux que le sien?

De là deux grandes écoles en présence, dès les premiers temps historiques, celle qui laisse à la nature le
soin de guérir seule ou presque seule, et celle qui veut
la surpasser dans cet ouvrage, *l'école des expectants* et
l'école des agissants.

De telles dénominations, il est inutile de le faire observer, ne peuvent désigner que les vues prédominantes de chacune de ces écoles, puisque en réalité et par la force des choses, le médecin le plus agissant est loin de toujours agir, et que le plus expectant doit prendre bien des fois sur lui de remplir des indications que la nature, même dans la sphère de ses procédés, ne lui donne pas, et que plus d'une fois aussi il doit recourir à des moyens qu'elle ne saurait jamais indiquer.

Ces deux écoles se livrent des combats qui n'ont aucune fin.

« Toutes les sciences » disent les expectants « doivent sans doute servir aux progrès de la médecine, mais dans son empire elle doit régner seule et les dominer toutes. Pourquoi donc l'avez-vous mise au pressoir des mécaniciens et livrée au creuset du chimiste? A la remorque de l'histoire naturelle et de ses classifications; vous avez cherché l'art de guérir dans des classifications; vous l'avez fait physiologique ou cadavérique, d'après quelques vues incomplètes de physiologie, ou quand les nécropsies ont attiré le plus d'attention; à cette heure même et toujours à la queue de ce qui n'est pas la médecine, c'eût été miracle si, à l'exemple des statisticiens, vous n'aviez pas voulu l'asseoir, elle aussi, sur des chiffres, comme le savant Willermé le fait avec tant de sagesse et de succès pour des vérités d'un ordre bien différent.

« A quoi de durable et de solide ont abouti ou aboutiront tant de serviles folies?

« L'art de guérir est tout trouvé depuis Hippocrate ; il n'est question que d'observer, comme ce grand homme, d'interroger, de respecter et de seconder, comme lui, la nature médicatrice. Cela vous a paru trop long, et vos impatiences nous ont valu tous nos retards. Pourquoi donc, parmi vous, tant d'ambitieux, tant de brouillons ou d'esprits faux ont-ils tenté si souvent de se frayer des routes nouvelles ? Pourquoi, méprisant l'art d'observer, ont-ils voulu à tout prix s'illustrer par leurs bizarres créations ? »

« Non, répondent les agissants, l'art de guérir n'est pas trouvé, mais seulement l'art de savoir attendre les guérisons de la nature, ou, tout au plus, l'art de les favoriser ; or comme trop souvent la nature guérit fort mal, ou ne guérit point, il reste toujours à chercher un art qui fasse mieux. »

« Observer n'est pas un précepte de médecine, c'est la base de tout savoir, c'est la racine de l'arbre de Bacon ; il y a de bons et de mauvais observateurs chez vous comme chez nous, comme dans toutes les sciences ; et pourtant toutes les sciences font leur chemin, la médecine seule se traîne en cul-de-jatte bien loin derrière elle. Est-il raisonnable d'en rejeter toute la faute sur nos mauvais observateurs, et faut-il absolument, pour l'honneur du corps médical, proclamer qu'il renferme à lui seul plus d'esprits faux, plus de brouillons et d'ambitieux que toutes les autres carrières ensemble ? »

« Mais quand encore cela serait vrai, les bonnes observations, les observations sans reproche surabondent en médecine, en ne comptant, depuis Hippocrate jusqu'à nos jours, que celles dont vous acceptez tout l'héritage ; le nombre des grands observateurs que vous nous citez pour modèles, surpasse celui qu'on admire dans toute autre branche du savoir humain, et vous feriez peut-être cent volumes d'observations médicales irrépréhensibles, de votre aveu ; or, ces cent volumes où vous ont-ils conduits, qu'ont-ils fondé de radical pour l'art, tandis que deux volumes, peut-être moins, contiendraient les observations nécessaires à la construction de toutes les autres sciences ?

« L'histoire des progrès de l'esprit humain montre partout que lorsqu'une bonne méthode est trouvée, lorsque, victorieuse de la haine, de l'envie et des préventions contemporaines, elle est proclamée avec éclat, avec continuité par des voix savantes, nobles et pures, jamais les bons observateurs n'ont manqué à cette méthode, jamais les mauvais ne lui ont empêché de porter ses fruits. Pourquoi votre méthode fait-elle donc ici la plus étrange de toutes les exceptions ?

« Votre loi qui est de suivre les indications de la nature est de la plus haute sagesse partout où elle trouve son application. Mais songez bien que ce n'est pas l'art de la nature qu'il s'agit de perfectionner, car qui oserait vouloir faire mieux ce que le grand Artiste fait très-bien ? C'est l'art de l'intelligence qu'il s'agit de créer, parce qu'il est indispensable pour subvenir à l'insuffisance de celui de la nature, pour faire ce qu'elle ne fait pas.

« Et que faites-vous quand, dans ses routes ordinaires,

elle vous refuse ses indications? Vous les supposez, vous
les présumez d'après de vagues analogies, de vagues
soupçons; vous purgez, vous saignez, parce qu'il vous
semble que la nature exciterait ou indiquerait une hémorrhagie ou une purgation, si elle pouvait déployer
plus librement ses forces, ou faire, au moins, entendre
sa voix. En un mot, vous conjecturez, vous inventez,
vous êtes des nôtres.

« Et que faites-vous encore de ces nombreux médicaments que la nature n'indique point, et dont elle ne peut
reconnaître la bienfaisante influence que quand on les
lui apporte, le china, le mercure, l'opium, etc.? Vous
faites encore comme nous, vous employez ces remèdes
d'après vos idées, vos tâtonnements à recommencer sans
fin, ou d'après les données d'un empirisme qui les laisse,
pour vous comme pour nous, isolés dans l'art, isolés
entre eux, et étrangers à toute règle, à toute philosophie
médicale. A cet égard, vous êtes donc encore à notre
niveau; mais nous, du moins, nous aspirons à le dépasser, et nous faisons pour cela d'incessants efforts; tandis
que vous, au contraire, vous vous bornez à piétiner sur
un sable mouvant qui ne vous permettra jamais d'avancer; deux mille ans auraient semblé devoir suffire à
vous en convaincre.

« Vous avez toujours eu grandement raison de combattre les mauvais systèmes que notre école a produits,
mais après chaque victoire préparez-vous à de nouveaux
combats, car l'esprit humain n'aura point de repos qu'il
n'ait trouvé un art si nécessaire aux hommes; vous en

sentez le besoin aussi bien que nous pour toute la partie agissante qui tient tant de place dans votre thérapeutique. Au lieu donc de vous borner à démolir nos échafaudages, tout en essayant d'en élever partiellement d'aussi ruineux autour de votre nature médicatrice, ne devriez-vous pas franchement et ouvertement reconnaître que votre loi n'est point celle d'un art de guérir et qu'elle a fait perdre de longs siècles en vous tenant jusqu'ici cloués à l'olympiade hippocratique ? »

Telle est une faible idée de ces interminables débats où l'école expectante, au milieu des assauts qu'on lui livre sans cesse, reste immobile mais toujours de bout, comme pour protester contre les folles tentatives de l'école agissante, et où celle-ci, de son côté, renaissant chaque jour de ses cendres, vient protester également chaque jour, sous une bannière nouvelle, contre la faiblesse, l'insuffisance et la fréquente nullité de l'expectation.

De ces deux écoles, après tant de batailles, aucune ne peut encore prévaloir sur l'autre, aucune n'est la médecine, comme la botanique est la botanique.

Pourquoi donc l'école agissante, la seule qui cherche l'art, n'a-t-elle jusqu'ici rien trouvé qui en approche?

Ne serait-ce point en grande partie parce qu'elle s'est emprisonnée, comme l'école expectante elle-même, dans le cercle étroit des procédés médicateurs de la nature?

Les expectants pour guérir favorisent ou provoquent des hémorrhagies, des purgations, des sueurs, etc., à l'instar de la nature qui dispose de ces procédés, et ils doivent se livrer le moins possible à l'emploi de tout autre moyen que la nature n'indiqua jamais. Les expectants sont en cela conséquents avec leurs principes.

Mais les agissants, même alors qu'ils s'inquiètent peu de la nature et de ses directions, pourquoi se livrent-ils avec une si obséquieuse confiance à ses procédés? Pourquoi se hasardent-ils si témérairement à vouloir en disposer et en faire comme la principale ressource de leur art? N'est-ce pas tout simplement accepter la nature médicatrice, moins ce qu'il peut y avoir de sagesse dans ses inspirations?

Les médecins des deux écoles avouent bien sans doute et emploient beaucoup de médicaments que la nature ne peut indiquer, qu'elle ne connaît point d'avance, et qui ont besoin de lui être offerts des mains de l'art; mais ces substances, proposées par le hasard ou par les essais, presque toujours à refaire, de la clinique, n'ont guères qu'un droit de bourgeoisie précaire et contesté dans la médecine; les grands honneurs et les premières places y sont toujours réservées aux procédés que la nature emploie, et aux moyens qu'elle peut indiquer. C'est ainsi que la diète et certaines hémorrhagies, d'un côté; les condiments, les boissons spiritueuses, le régime le plus substantiel, de l'autre; tous moyens ou agents, appelés heureusement quelquefois par la nature à son secours, ont suffi pour fonder les deux plus puissantes doctrines de nos derniers temps. Faut-il ajouter que ce sont trois autres procédés de la nature, les purgations, les rubéfactions et les saignées, ainsi que la préférence due à chacun d'eux, qui alimentent le plus les scandaleux débats de l'Académie de Médecine?

Mais pourquoi, dira-t-on, ne pas s'attacher aux procédés de la nature, puisqu'ils sont parfois si heureux entre ses mains? Parce que, disposant mal d'une méthode dont nous ne pouvons étudier que l'écorce, il faut nous faire un art qui soit plus conforme à nos facultés, et qui d'ailleurs, plus large que celui de la nature, puisse aller mieux et plus loin qu'elle.

Si la nature guérit par une hémorrhagie, par une diarrhée, vous saurez sans doute l'imiter en gros dans ce produit; mais, dirait Bordeu, en choisirez-vous, comme elle, l'heure et le siége précis? Pèserez-vous, comme elle, la quantité, connaîtrez-vous comme elle la qualité du fluide à éliminer? Aurez-vous surtout préparé toutes choses pour la réussite, comme elle l'aura fait par ce travail continu, immense et impénétrable, dont elle ne nous laisse guère voir que le dernier terme? Et n'est-ce pas précisément enfin parce que la nature emploie ces procédés, que vous devriez trembler d'y toucher, au moins tant qu'elle n'en prend pas évidemment l'initiative? Laissez donc au rude enfant des bois l'arme grossière qui le protège et le fait vivre, et qu'aussi bien il est seul capable de manier; et songez qu'à vous, enfants de la civilisation, l'art vous doit, dans le fusil de Versailles, une arme plus puissante, plus sûre et bien mieux à votre convenance.

Une paille de fer s'est cantonnée dans votre œil : la force vitale n'a point de loupe pour la découvrir, point de pinces pour l'ébranler, point de barreau aimanté pour l'attirer au dehors. Nécessité lui est donc bien de se borner aux instruments dont elle dispose et qu'elle ne manque pas, en effet, de mettre aussitôt en œuvre. D'abord elle tâchera d'entraîner l'ennemi par des larmes versées à grands flots; s'il tient bon, elle établira un foyer inflammatoire capable de chasser par suppuration le corpuscule étranger. Sans doute ce travail peut aller fort loin, il peut compromettre l'œil et même la vie; mais enfin dans cette suite d'efforts protecteurs, il y a bien des chances pour l'éloignement du mal, et l'éloignement des maux indéfinis qu'il peut causer.

Un homme a pris du poison, la force médicatrice, aussitôt debout, en écarte une grande partie par des vomissements répétés et des selles tumultueuses; elle tend au même but et au soulagement des organes offensés, en imposant au malade, par une soif inextinguible, des boissons surabondantes. Que voulez-vous qu'elle fasse de plus? Trouve-t-elle dans ses officines un contre-poison pour neutraliser le poison, des antidotes pour en combattre les effets?

Dans ces cas évidents, l'art serait aussi honteux de s'en tenir aux ressources de la nature, qu'il est fier, avec raison, d'opposer le china, le mercure, l'opium, etc., à tant de maux que la nature ne guérit pas.

L'art de l'intelligence mettra-t-il donc toujours en sous-ordre, n'adoptera-t-il que par occasion et quasi comme remplissage les agents de cette catégorie que les deux règnes lui offrent avec profusion? Les laissera-t-il éternellement livrés au crédit du jour et au discrédit du lendemain, selon les arrêts contradictoires de l'expérience clinique, et cela surtout parce qu'il se cramponne obstinément aux cinq ou six procédés de la nature, seuls procédés qu'elle possède, procédés qu'elle seule aussi peut convenablement employer ? Encore une fois n'oublions donc point que si la nature médicatrice veille de loin sur les maladies et seulement pour le salut de l'espèce, l'homme, à qui Dieu donna l'intelligence et l'amour, doit veiller de très-près sur elles, pour le bien de chacun de ses frères, et que ce n'est pas la médecine des masses, mais celle de tous les individus qu'il est tenu de chercher sans repos. Ce devoir imprescriptible n'est-il pas mieux senti et proclamé plus haut que jamais, aujourd'hui que la pensée chrétienne descend toujours plus profondément dans les populations, même quand elles en ignorent ou en méconnaissent la céleste origine ; aujourd'hui que les institutions et les lois, pâles reflets de cette pensée sublime, cherchent à garantir toujours mieux, à étendre toujours plus les droits et le bien-être de tout individu ?

C'est donc par une illusion déplorable que les expectants, munis de cette grande vérité, *natura morborum medicatrix,* et forts de ce grand prétexte *quò vergit eò ducendum,* ont trop semblé croire que la médecine de la nature était à peu près tout l'art de guérir ou en constituait au moins la large base ; qu'ainsi l'art était fait depuis Hippocrate, et que le chercher encore était folie.

C'est par une illusion non moins déplorable que les

médecins agissants se sont surtout obstinés à vouloir guérir par quelques procédés qui appartiennent à la nature, et dont à l'œuvre on voit trop qu'elle s'est réservée le secret ; si, concevant mieux les devoirs et les ressources de la médecine de l'intelligence, ils avaient tourné spécialement leurs efforts vers les innombrables moyens que la nature médicatrice ne peut indiquer, et dont le pouvoir se montre si étendu, ils auraient probablement constitué quelque chose de durable et de grand pendant les longs siècles qu'ils ont perdus à purger, à saigner, etc.

C'est donc en vain que nous chercherions quelques rudiments d'une médecine positive dans les idées les plus hautes des écoles, dans ce qu'on appelle philosophie médicale.

Les expectants, lorsqu'ils sont tels selon la rigoureuse acception de ce mot, et se bornent à observer la nature ou à la seconder d'après ses indications, ont une vraie philosophie médicale, mais cette philosophie ne peut que *laisser faire* la nature, et non donner des règles à *l'art de faire* : elle préside tout au plus aux actes de l'hygiène médicale, mais nullement à cette médecine que l'humanité demande, et qui doit être à la fois active et certaine.

De leur côté, les agissants et avec eux les expectants, dans les cas sans nombre où ils sont forcés d'agir au défaut ou en dehors des actes ou des indications de la nature, n'ont point de principe supérieur et inattaquable qui les rallie ou tende à les rallier : tout est chez eux opinions, hypothèses, disputes, inanité, nonobstant les succès partiels et sans portée que revendique au besoin chacun d'eux. L'école des expectants le leur démontre tous les jours, et ils suffisent d'ailleurs eux-mêmes à s'entre-détruire sans cesse.

Donc, la philosophie médicale qui existe n'appartient qu'à l'art expectant, et que la médecine agissante n'a point de philosophie.

Nous ne finirons cependant pas ce chapitre sans dire un mot d'une prétendue loi de l'art actif, et d'un principe qui, sans avoir le nom de loi, s'annonce de toute part, dans les travaux des écoles régnantes, comme devant bientôt être reconnu généralement pour telle.

Contraria contrariis curantur, cette vieille formule survit seule dès longtemps et partout, grâce à son insignifiance même, à tout ce que la médecine agissante a transitoirement salué du nom de loi ; et l'on cite de temps à autre la *loi des contraires*, comme si elle pouvait être bonne à quelque chose.

Elle n'apprend rien cependant, et par conséquent elle ne sert à rien, si l'on entend par contraire d'un mal ce qui le détruit ; car alors elle ordonne tout simplement de guérir avec ce qui guérit.

Veut-elle dire que la guérison viendra d'un procédé contraire, par essence, au procédé de la maladie ? Alors on ne trouvera pas, on ne comprendra même jamais l'application de cette loi dans l'immense majorité des cas, pas plus pour la goutte et la peste que pour le panaris et le cor aux pieds.

Que si, dans quelques circonstances et au moyen d'un

langage peu sévère, on pense voir des contraires entre l'insomnie, par exemple, et le narcotisme, entre le purgatif et la constipation, etc., cette fameuse loi ne rendra même alors que de misérables services, des services même dangereux, les réactions de la vie se hâtant presque toujours de détruire, et au-delà, ce qu'on n'a pu gagner sur elle qu'en la contrariant.

Arrivons à mieux. La Substitution est le nom sous lequel on commence, dans les écoles rationnelles, à rallier des guérisons nombreuses de maladies traitées par des agents capables de causer des maladies analogues. De tels traitements, consignés de tout temps dans les registres de l'art, nous semblent recéler incontestablement une grande loi médicale, une loi véritable d'un art de guérir positif. Nous reviendrons ailleurs avec plus d'avantage sur cet important sujet; nous nous bornons pour le moment à le signaler, à l'occasion de la philosophie médicale des écoles rationnelles, et avec l'espoir de voir sortir de lui ce qui manque à la médecine agissante pour avoir une philosophie.

CHAPITRE III.

DES PROCÉDÉS DE LA MÉDECINE RATIONNELLE.

S'il existait une philosophie de la médecine agissante, l'examen que nous en aurions fait, dans notre but, nous dispenserait d'examiner des procédés qui ne seraient qu'une conséquence rigoureuse de cette philosophie. Mais, dans l'état des choses, ces procédés de la médecine rationnelle, ne découlant d'aucune vérité dominante, doivent être des faits isolés, disparates, et dès lors, ce que nous cherchons peut se trouver dans ce pêle-mêle incohérent.

Par la même raison, ces procédés, héritage ou *detritus* des écoles et des âges, ne sauraient être examinés en masse dans l'hétérogène agglomération qu'ils constituent. Nécessité nous est donc d'en faire plusieurs classes, afin de pouvoir ensuite demander à chacune d'elles ce que nous avons à cœur de trouver, ce qui peut annoncer une médecine positive.

Médicamenteux ou non, les procédés de la médecine rationnelle nous paraissent, au moins dans leur grand ensemble, se rapporter à deux divisions générales.

Par l'une on tâche de guérir en soumettant l'économie animale à des déplacements ou à des pertes de fluides ou de forces.

Avec l'autre, on cherche une guérison directe, sans rien déplacer, sans rien enlever, sans l'intermédiaire, en un mot, d'aucun trouble, et tout simplement par l'influence inexpliquée de certains agents médicateurs.

A la première de ces classes appartiennent les évacuants et les dérivants; tandis que tous les autres, stimulants, nervins, calmants, fébrifuges, etc., rentrent dans la seconde.

Au moyen des premiers, l'art se flatte de déranger, de troubler un travail maladif, en le privant de la matière ou des forces dont, comme tout autre travail, il doit avoir besoin pour s'effectuer, en lui enlevant, en un mot, ses instruments avec plus ou moins d'adresse ou de violence. Les procédés de cette classe nous semblent pouvoir, par cette raison, se nommer *perturbateurs*.

Au moyen des seconds, l'on espère ramener l'ordre dans le système malade par l'influence immédiate et mystérieuse de certains agents que l'on croit convenables à ce but, dans chacun des cas où on les emploie.

Nous pensons, d'après cela, que, pour la facilité de ce qui nous reste à dire, et par opposition avec les procédés de la première classe, on voudra bien nous permettre d'appeler ceux de la seconde, procédés *pacificateurs* ou *conciliateurs*.

Le mot perturbateur est dès longtemps et pleinement admis, pour caractériser l'acte médical par lequel on essaie contre des maux opiniâtres et désespérants, d'imprimer de grands troubles à tout le système, de le révolutionner, comme on dit.

Cette méthode remonte sans doute aux temps les plus anciens. De bonne heure, en effet, l'on dut se représenter la maladie comme un travail vicieux qu'il serait bon de troubler, d'interrompre. Mais on ne connaissait rien de l'organisme, de sa constitution et de ses lois; l'on avait sur la maladie encore moins de lumières que nous n'en possédons aujourd'hui, l'on ne savait par quel chemin l'atteindre pour la déranger, la troubler. L'idée de la surprendre et de la saisir dans un ébranlement universel, dut sembler admirable.

Des émotions morales imprévues et profondes, des alternations de bains chauds et de bains froids, des boissons surabondantes, des éméto-catarthiques impitoyables, s'offrirent sans peine pour instruments de cette médication terrible.

Née au sein de la barbarie, et toujours en honneur chez les sauvages comme dans nos contrées les plus incultes, cette méthode ne laisse pas de compter des succès. Plus d'un praticien sage a cru devoir y recourir contre des maux intolérables et inaccessibles d'ailleurs à tout procédé plus intelligent.

Bien que les éventualités d'une aussi rude loterie ne soient encore guères plus calculables pour nous que pour ses grossiers inventeurs, peut-être est-il bon de se souvenir que dans le désordre effroyable où tout se voit ainsi mis en question, l'instinct organique, le principe conservateur de la vie doit au travers de bien de chances mauvaises, pouvoir en saisir une meilleure et faire pencher la balance du bon côté ; cela nous expliquerait peut-être l'innocuité de bien des traitements qui, à bon droit, nous font peur, les heureux effets de l'*helléborisme* ancien, et les succès, moins rares qu'on ne se l'avoue, de tant d'aveugles et brutales manœuvres de l'empirisme forain, mettant parfois en défaut toutes les prévisions de la science.

Les procédés de cette méthode appartiennent donc essentiellement à la médecine rationnelle, puisque, faute de mieux ou crainte de pis, un raisonnement plausible les autorise ou les conseille.

Nous devions donc les indiquer ici, nous devions même commencer par eux, attendu que dans le chaos obscur et méprisé de son ensemble, cette médication n'en renferme pas moins, comme à l'état informe de larve, la méthode qui, plus savante, plus calculable et moins périlleuse, joue le premier rôle dans la médecine de tous les âges.

Par cette autre méthode il ne s'agit plus de bouleverser en masse le système vivant, de traquer la maladie par une battue générale et désespérée, faute de pouvoir l'atteindre d'aucune autre manière.

Ici, la science de l'homme a déjà fait de grands pas. Les fonctions et leurs dépendances réciproques ont été plus ou moins bien appréciées ; les parties, les régions, leur coordination et leurs sympathies ont été plus ou moins étudiées ; et dès lors ces évacuations, ces émotions, ces épuisements terribles, indéterminés, supérieurs à tout calcul, et suscités à tâton, se remplacent par des dérivations, des évacuations dont le siége est choisi avec soin, dont la portée et l'influence peuvent se prévoir avec une certaine probabilité ; en un mot ce qu'a voulu faire, un bandeau sur les yeux, la médecine barbare, la médecine savante va le tenter encore, mais avec plus de mesure, plus de convenance, plus d'espoir de succès, moins de tourments et de périls, par les dérivants et les évacuants de toute espèce.

De quelque hauteur que cette méthode organisée regarde donc la méthode perturbatrice, proprement dite, elle en est certainement la fille ou la sœur. De part et d'autre il s'agit de bouleverser un travail morbide en troublant, d'une manière plus ou moins aveugle, plus ou moins éclairée, le système entier par les mêmes procédés diversement isolés ou réunis, diversement mesurés, mais se réduisant tous à des déplacements, à des spoliations de fluides et de forces.

Nous croyons impossible de ne pas réunir ces deux méthodes en une seule, sauf toutefois à désigner la première sous le nom de *perturbatrice vague*, et la seconde sous celui de *perturbatrice déterminée* ; des nuances imperceptibles pouvant d'ailleurs graduellement conduire du minimum de celle-ci au maximum de celle-là.

Les médicaments de notre seconde classe forment deux ordres distincts, d'après l'indication qui en règle l'usage.

Les uns sont, en effet, employés pour combattre,

non l'état pathologique dont on a les symptômes sous les yeux, mais bien la disposition chimique, physique ou vitale que, selon les temps et les écoles, l'hypothèse à la mode place derrière cet état pathologique, tels sont les invisquants, les délayants, les neutralisants, les stimulants, les antispasmodiques, etc.

Les autres conciliateurs s'emploient directement, uniquement et simplement contre une maladie positive, et sujet immédiat de l'observation, tels sont les antisyphilitiques, les antiscorbutiques, les vermifuges, etc.

Cette grave différence d'indication nous autorise a nommer les premiers, conciliateurs hypothétiques, et les seconds conciliateurs positifs.

Qu'on ne s'étonne pas de nous voir diviser ainsi les agents conciliateurs d'après leur indication. Les agents conciliateurs ne se montrent tels que par la guérison, c'est elle seule qui les constitue; or, comme elle dépend de l'indication, nous avons dû, pour les classer, avoir égard à celle-ci. Il en serait autrement des moyens perturbateurs qui, par eux-mêmes, ont une existence propre et un effet assuré, indépendamment de toute indication.

Le cadre que nous venons de présenter nous paraît suffire à notre but, et si quelques procédés complexes ou mal analysés jusqu'ici lui échappent, si par exemple les procédés que nous appelons perturbateurs ont, dans quelque cas, une fonction qui n'est pas perturbatrice, comme le purgatif contre une constipation, etc., tout cela tient peu de place sur le large terrain des actes de l'art, et nous avons dû, dans cet aperçu rapide, nous contenter de saisir le grand ensemble de la thérapeutique.

Il est à peu près inutile de faire observer que notre classification a pour but de ramener les procédés de la médecine conjecturale à leurs éléments les plus généraux et d'après les idées les plus universellement admises, et nullement de classer les œuvres si compliquées et si variables de la pratique, où la moindre tisane peut appartenir à la fois et même à plusieurs titres, aux moyens perturbateurs et aux moyens conciliateurs.

CHAPITRE IV.

DES PROCÉDÉS PERTURBATEURS.

Nous n'avons pas besoin de chercher s'il y a quelque chose dans la méthode perturbatrice vague qui puisse convenir à une médecine positive; cette méthode barbare n'appartient à la médecine rationnelle qu'à peine et seulement en vertu du principe : *Satiùs est anceps quam nullum*. Comment donc, si elle échappe même aux conjectures, se plierait-elle jamais aux lois d'une science exacte?

Mais il peut ne pas en être ainsi de la méthode perturbatrice déterminée et savante. Toujours et très-généralement employée, elle a été l'objet des études les plus consciencieuses et les plus profondes. Les praticiens les plus illustres se sont constamment flattés de la soumettre à des lois de moins en moins incertaines. On a donc cru très-sérieusement à la perfectibilité de cette méthode, et l'on paraît y croire encore, malgré le démenti des siècles qui la laissent toujours aussi conjecturale qu'au temps d'Hippocrate. Tâchons de voir jusqu'à quel point cette longue confiance peut être justifiée ou démentie par la nature même des procédés perturbateurs.

La médecine rationnelle considérant que les fluides du système animé forment un tout à peu près continu dans les cavités qu'ils remplissent, a facilement compris que donner une issue ou ménager une retraite momentanée à quelque portion de ces fluides, c'était appauvrir d'autant le réservoir commun où puisait l'organe malade, et par là, priver en quelque proportion celui-ci des matériaux nécessaires au travail qu'on avait à cœur de troubler.

Pour un appareil purement hydraulique, la chose est incontestable : la même matière ne pouvant occuper deux lieux à la fois, il en restera en moins dans l'un ce qui en sera poussé ou attiré partout ailleurs en plus.

D'un autre côté, les forces vitales paraissant aussi, à bien des égards, former, comme les fluides, un tout continu, la médecine jugea qu'attirer une partie de ce tout sur un point, c'est amoindrir d'autant ce qui en demeure au service des autres points et par conséquent de l'organe malade, dont on pense qu'un tel amoindrissement troublera le travail.

Ce principe n'est pas plus attaquable que le précédent, car on ne contestera pas qu'une somme de forces employées à un travail ne soit plus la même si on attache en partie cette force à un autre travail, attendu qu'en toutes choses l'entier est plus grand que l'entier privé de quelqu'un de ses éléments.

Nous sommes loin de reprocher à la perturbation la trivialité de ses données fondamentales ; elles seraient au contraire, par leur trivialité même, les commencements d'une méthode admirable, si, partant de principes aussi sûrs, cette méthode pouvait, dans ses pas ultérieurs, rester fidèle à sa certitude initiale ; mais avant d'examiner si la médecine des évacuants et des dérivants est dans ce cas, il était bon de voir en passant de quelle naïveté philosophique entendent s'étayer des doctrines que, d'après leurs phraséologie savante, leurs prétentions et quelquefois leurs jactances, on croirait assises sur des principes tirés laborieusement par le génie des plus hautes régions de l'intelligence.

Tâchons donc maintenant de reconnaître si la pratique médicale, qui veut partir de ces vérités éternelles, en a pu tirer des règles aussi heureuses qu'elle l'a espéré, et dignes de ces vérités même.

Mais avant d'entrer dans la question, qu'il nous soit permis d'exprimer notre étonnement au sujet de l'importance que les vitalistes, comme les autres, ont presque toujours accordée aux moyens perturbateurs. Comment les vitalistes n'ont-ils pas fait attention que cette méthode évacuante et dérivante n'est, en fin de compte, qu'une des formes de la triste doctrine *du plus et du moins*, dont même elle n'embrasse guères qu'une seule face ? Croire pouvoir presque tout faire en détournant ou en appauvrissant des fluides et des forces, n'est-ce pas accepter honteusement cette misérable dichotomie qu'ils ont toujours repoussée d'ailleurs avec tant de raison, ce chétif encadrement de *force* et de *faiblesse* où la vie avec ses modifications qualitatives sans nombre se ravale aux aptitudes d'un baromètre qui ne sait que monter et descendre, ou de la corde à boyaux qui s'allonge et se raccourcit?

On ne peut attendre ici de nous une analyse méthodique et sévère de ces divers moyens, qui à elle seule exigerait un grand ouvrage ; mais il nous suffira d'un coup d'œil pour rappeler à leur égard de combien de fâcheuses incertitudes ils sont essentiellement environnés, et de l'aveu de tous.

Très-incertains, dans le plus grand nombre des cas, de produire les bons effets qu'on leur demande; très-exposés, en même temps, à causer des troubles qu'on n'a garde de leur demander, ils n'ont réellement et ne sauraient avoir de certitude que dans le mal qu'ils causent au système entier.

Vous opposez la saignée à une flegmasie, mais êtes-vous sûr que l'organe en danger prendra la quote-part convenable à son soulagement dans cette diminution générale du fluide nourricier et des forces qu'il représente?

Que le traitement de Valsalva ait eu d'incontestables et solides succès, nous l'avouerons si l'on veut ; et pourtant aucun de nous n'oserait guères se promettre de faire tomber d'inanition la moindre verrue, la plus faible turgescence dartreuse, en les épuisant de fluides et de vie, à force d'abstinence et de saignées. L'ophthalmie et l'angine syphilitiques, strumeuses, etc., se jouent mille fois des dérivations et des évacuations les plus opiniâtres. Ce sont des spécialités, dira-t-on, qui veulent un remède spécial ; soit, mais dans combien de maladies qui toutes ont certainement aussi leur spécialité, quoiqu'on trouve plus commode de ne leur assigner qu'un caractère général d'inflammation, dans combien de ces maladies, si évidemment, si purement inflammatoires, et semblant devoir obéir si docilement à vos saignées, votre espoir n'est-il pas déçu tous les jours ; et que de malades succombent épuisés de sang et de vie avant que votre inflammation ait abandonné le sang et la vie dont elle est animée !

Dans un mémoire important de M. Chauffard père, d'Avignon, l'un des premiers praticiens du midi, nous voyons l'inflammation cérébro-rachidienne la plus exquise, la plus inflammatoire, si l'on peut le dire, de toutes les inflammations, ne pas tenir le moindre compte des saignées, des rubéfiants, des purgatifs administrés avec autant de vigueur que de promptitude et de discernement contre ce terrible mal dont l'opium s'est enfin rendu maître, bien que cet agent n'ait rien de commun avec la saignée. Dans la clinique du professeur Andral, citons aussi, entre bien d'autres exemples, une inflammation rhumatismale telle que onze saignées lui furent jugées indispensables par ce praticien réservé, sans que la maladie reculât d'un seul pas. Le malade mourut à la onzième saignée ; il est vrai qu'alors le rhumatisme mourut aussi ; et pourtant, dans de tels cas, jamais indication de la saignée fut-elle mieux établie d'après l'effet qu'on s'obstine à attendre des moyens perturbateurs et surtout de la phlébotomie ?

Il est incontestable que vos diurétiques peuvent chasser avec l'urine une certaine quantité des fluides de l'économie ; mais l'hydropisie que vous voulez atteindre par là, au moins dans un de ses éléments, fournira-t-elle à elle seule cet excédant d'évacuation que vous ne désirez que d'elle seule, ou plutôt ne se refusera-t-elle pas souvent à contribuer d'un contingent quelconque à l'impôt que vous établissez ainsi sur tout le système ?

Voilà une ophthalmie opiniâtre, avec abondante sécrétion muqueuse. Quoi de plus facile que de s'en rendre maître, par une dérivation prolongée sur le canal intestinal ? Eh bien, à l'œuvre, messieurs ! Il est sûr que l'irritation des intestins et l'afflux des liqueurs qu'elle y appellera, ne se refuseront pas à l'action de vos médicaments ; l'économie toute entière pourra même s'appauvrir et s'épuiser au profit de la fonction parasite que vous aurez ainsi créée, l'ophthalmie seule, et cela se voit trop souvent, laissera tomber en ruine le système entier plutôt que d'obéir à votre appel, pareille à l'olivier sauvage, triomphant dans son feuillage amer de l'incendie dont il est la première cause et qui n'a pu l'atteindre.

Infelix superat foliis oleaster amaris. (*Georg. III.*)

Mais quand encore vous seriez toujours certain de parvenir à dégorger, à calmer, à relâcher, comme on dit, les organes souffrants, qu'aurez-vous fait autre chose en cela, bien souvent, que de modérer ou d'ajourner quelques effets du mal ? La saignée, les purgatifs auront diminué l'action apparente, la turgescence,

la douleur d'une partie souffrante ; mais cette accumu-
lation de forces et de matières dont vous aurez ainsi
pour un moment triomphé, n'est point la maladie, ne
s'est point produite elle-même ; il y a eu avant elle, et
il y a toujours derrière elle une puissance invisible qui
seule a mis en scène tout le désordre que vous venez
de calmer et qu'elle ne tardera guères à susciter de nouveau, soit aux mêmes lieux, comme cela est fréquent,
soit en d'autres lieux, comme quand un rhumatisme
n'est chassé des membres par les évacuants et les rubéfiants que pour se reproduire bientôt en céphalite
mortelle. Peu de praticiens savent voir de tels faits
dans leur clinique, mais tous en voient bon nombre
dans la clinique de leurs voisins. Que de fois encore,
en appelant les évacuations et les dérivations au secours
de l'organe en danger, n'avons-nous point privé la vie
des ressources nécessaires à la véritable résolution du
mal, et, au milieu de la fumée du combat, encloué de
la sorte nos propres canons, en les prenant pour ceux
de l'ennemi ?

Un autre danger est signalé, comme les précédents,
de toute ancienneté, pour les rubéfiants surtout. Employés pour détourner l'irritation, ils ont souvent un
effet diamétralement opposé, et loin de délivrer l'organe
souffrant, ils en exaspèrent le mal ; au lieu de dériver
ils sont alors de véritables *irrivants*. Les admonitions
sévères de Baglivi, les préceptes judicieux de Barthez
n'empêchent pas que chaque jour le rubéfiant appliqué
dans le premier de ces buts n'aille frapper l'autre, malgré

la direction de médecins très-attentifs et très-éclairés sans doute, mais pour lesquels rien ne peut faire qu'une indication conjecturale soit d'une application certaine.

Ce qui est incontestable pour les rubéfiants peut-il ne pas l'être, à divers degrés, pour les autres dérivants, purgatifs, sudorifiques, diurétiques, etc.; et ces moyens ne doivent-ils pas aussi devenir des *irrivants*, bien qu'on songe rarement à s'en défier sous ce point de vue? Les laxatifs employés comme dérivants d'un mal qu'ils ne servent qu'à augmenter, n'exercent-ils point alors sur le mal une sympathie de *consensus*, au lieu de la sympathie d'*alternation* qu'on se croyait si bien en droit d'attendre d'eux? N'agissent-ils pas, en un mot, comme le séton mentionné par Ambroise Paré agissait sur une ophthalmie dont on ne vit la fin qu'à la suppression de cet exutoire.

Que si l'on échappe à tous ces inconvénients, si l'on attrappe un bon billet au jeu des perturbations, resterait encore à savoir jusqu'à quel point elles compromettent l'organe qui en est le souffre-douleur. Pour nous, dût-on nous accuser de pusillanimité, ce n'est jamais, nous l'avouerons, sans songer au carreau et à d'autres maladies des entrailles, que nous voyons opposer avec tant de confiance et de sécurité des purgatifs à des projections externes scrophuleuses, dartreuses, etc. S'est-on livré à l'examen complet de ce que les purgatifs, les vésicatoires, les diurétiques, les diaphorétiques, dont on se fait si peu faute, peuvent finir par amener de dispositions fâcheuses sur les entrailles, sur les reins, sur la peau; et s'est-on assuré que dans ces directions forcées, ces divers tissus demeurent inaltérables et impassibles, comme le robinet qu'on ouvre et ferme à volonté sans qu'il ait à s'en plaindre? Si nous n'acceptons pas les exagérations du Val-de-Grace à cet égard, nous ne pouvons méconnaître derrière elles une grande vérité signalée de tout temps, mais très-généralement négligée.

Ainsi, fort incertains d'être vraiment utiles aux organes pour lesquels on en fait usage, fort exposés à offenser diversement les parties auxquelles on les applique, les perturbateurs sont encore très-incertains de ne pas être funestes aux autres organes, à ceux avec lesquels ils n'ont rien à faire et qui ne demandent au médecin que le repos et l'oubli. Ce n'est pas pour eux que vous saignez, que vous purgez, c'est au profit d'une autre portion du système que vous les frappez tous d'un impôt capable de les écraser, selon des prédispositions que vous ne pouvez prévoir. Qui n'a entendu parler de ce traitement magnifique où un rhumatisme, une céphalite, et cinq ou six autres affections graves ont été successivement guéries par les vésicatoires, les purgatifs, les saignées, jusqu'à la malencontreuse entérite qui, se refusant à un dernier miracle, a emporté le malade? Eh bien, dans les traitements nombreux dont celui-ci est le résumé proverbial et par conséquent très-véridique, on doit presque toujours chercher la cause de cette iliade de maux dans deux vices inhérents aux procédés perturbateurs. L'un, dont nous avons parlé plus haut, est de n'attaquer le mal que dans une portion de ses effets, et de le forcer tout simplement à se reproduire autrement ailleurs; l'autre, auquel on fait peut-être moins attention, c'est d'aller directement et très-mal à propos heurter et décontenancer des organes jusques là hors de cause et de péril, et les contraindre bien maladroitement à entrer en scène à leur tour.

Mais, quand les perturbateurs seraient moins incertains de guérir, moins exposés à causer tant de maux éventuels, ils ne seraient toujours que trop assurés d'être ruineux à divers degrés pour le système entier; ce système, en effet, n'a aucun moyen d'échapper au réseau d'action dont on l'enveloppe en totalité par cette méthode Hérodienne, très-incertaine de frapper juste, mais toujours sûre de beaucoup frapper.

A quoi bon répéter ici ce qui a été dit avec tant de force par des observateurs du premier rang contre l'abus, c'est-à-dire contre ce qui est généralement l'usage le plus ordinaire des procédés perturbateurs? Nous nous permettrons donc seulement de signaler leurs mauvais effets sous un point de vue que notre siècle d'économie et de calcul aurait dû prendre un peu plus en considération.

A d'autres époques, c'est surtout aux vomitifs, aux purgatifs, même aux sudorifiques qu'il eût fallu nous attacher plus spécialement; mais de nos jours il semble que cela regarde particulièrement la saignée, bien que le tour des autres paraisse prêt à revenir.

C'est à forger sang que le monde poinne continuelle-

ment, dit avec raison maître François (Pantagruel, L. III). L'économie fait du sang comme le travail social fait du pain, dans le même but, par la même nécessité, avec la même importance. Ce sang, versé à flots, se refait vite sans doute, du moins pour celui qui joint une bonne table à une excellente constitution ; mais pense-t-on que ce travail de danaïdes auquel on condamne si fréquemment la vie, ait lieu sans une immense consommation de forces ? Les excès de table et autres écarts de la jeunesse se réparent aussi chez elle et du jour au lendemain, quelquefois, par la bonne nature ; mais ignore-t-on qu'ils n'en sont pas moins la cause trop certaine d'une caducité précoce, et de bien des maux ?

Laissons, si vous voulez, le riche sybarite se livrer en toute confiance à la saignée, et se préparer par elle aux délices d'une somptueuse convalescence ; mais songeons un peu plus à l'immense majorité de nos frères.

Le sang est souvent toute la provision, tout le grenier, tout le garde-manger de l'indigent ; là se sont accumulés son pain, son sel et le bois de son foyer ; et vous dilapidez sans mesure et sans remords ce magasin précieux ! On dirait quasi que les grands hôpitaux ne sont au bord de nos fleuves qu'afin d'y ensevelir plus vite l'énorme impôt qu'un art imprévoyant et paresseux lève chaque jour dans leur enceinte sur la substance du pauvre. Jeunes médecins que semble animer une ardente philanthropie, et dont le cœur, pour améliorer le sort des classes peu fortunées, s'épanche souvent en utopies généreuses et quelquefois imprudentes, connaissez-vous rien de plus lourd, rien de plus ruineux que cette capitation du sang? Avez-vous calculé combien de journées de travail sont nécessaires pour combler ce déficit, qui rend lui-même le travail presque impossible? Certes, notre excellent et profond Willermé ferait un bon et beau livre sur cette grave question ; il vous effraierait en vous mesurant la quantité de pommes de terre et de pain noir dont se repaissent chaque jour vos lancettes et vos sangsues, et en évaluant les forces vitales qui se sont usées à convertir cette chétive nourriture en chyle et en sang. Que serait-ce donc si M. Cormenin nous montrait les magnifiques résultats qu'aurait produit un meilleur emploi de ce fluide, les travaux manuels qu'il aurait soutenus, les fortes conceptions qu'il aurait favorisées, les nobles sentiments qu'il aurait nourris! Oh! n'en doutez pas, jeunes confrères, vos théories en faveur du pauvre seraient souvent bien mesquines en face de l'art de combattre ses maladies par des procédés moins appauvrissants que le sont les vôtres ; et cet art auquel votre philanthropie n'a pas songé, vous le trouveriez peut-être bientôt si vous aviez le courage de le chercher.

Ce que nous disons ici de la saignée s'applique nécessairement, quoique à divers degrés, aux autres moyens perturbateurs, puisqu'ils portent tous atteinte, comme elle, à la substance matérielle de l'homme et à ses forces.

Ainsi, nous dira-t-on peut-être, ces procédés, si chers à la médecine, vous les blâmez tous, vous les proscrivez tous ! Dieu nous préserve d'émettre un tel jugement à leur égard ! D'abord nous ne nous sommes pas chargés d'examiner leur valeur, mais seulement l'aptitude qu'ils peuvent avoir à reconnaître des règles positives ; ensuite si nous avions à donner notre humble avis sur la puissance médicale de procédés qui nous ont, vingt-cinq ans, rendu à nous-même plus d'un service, nous ne pourrions montrer assez d'admiration pour les succès obtenus avec des moyens si chanceux, par d'habiles et heureux joueurs, comme les Sydenham et les Baglivi, et plus d'une fois même par l'empirisme des tréteaux.

Mais, puisque ce mot se présente, qu'on nous dise pourquoi, s'ils étaient moins aléatoires par essence, les procédés de cet empirisme seraient toujours au-dessus de nos calculs, depuis tant de siècles qu'il dévaste le monde avec ses vomitifs, ses diurétiques, ses diaphorétiques, et en même temps nous déconcerte et nous humilie par de rares mais étonnantes, mais incroyables guérisons que nous aurions tant à cœur d'obtenir comme lui. Pourquoi savons-nous peut-être moins qu'au temps d'Hippocrate discerner les cas où cette médication effrénée doit réussir admirablement, de ceux où elle sera meurtrière ? Pourquoi l'art consulté sur ce point ne peut-il se tirer d'affaire qu'en répondant toujours : *c'est une loterie.* Oui, c'est une loterie, pour nous comme pour les plus ignorants, parce qu'il nous a été impossible de lui dérober le secret de ses chances, parce qu'en un mot elle est de nature à déjouer toutes nos spéculations.

La pratique ordinaire, qui emploie ses perturbateurs

avec plus de mesure que l'empirisme, agit en cela plus prudemment que lui, sans doute, mais non plus savamment; elle joue moins gros jeu, elle s'expose à moins perdre, mais elle renonce aussi aux gros bénéfices qu'il obtient par ses audacieux va-tout; l'enjeu varie, les dés sont les mêmes.

Nous reconnaîtrons bien volontiers néanmoins des cas extrêmes dans lesquels l'indication ou la contr'indication des moyens perturbateurs est d'une évidence voisine de la certitude; mais ces cas sont séparés par des intermédiaires sans nombre où l'incertitude est désespérante, même dans les livres, à bien plus forte raison au lit des malades. Qu'elle est alors la dernière ressource de l'art? C'est de se réfugier dans l'ignominieux conseil *à juvantibus et nocentibus*; c'est-à-dire qu'à tout changement de saison, de vent, de climat, de localité, l'art doit se recommencer sans cesse à nouveaux frais, et au grand péril des premiers malades qui viennent à lui. Pauvre thérapeutique! bien tristement en connivence, de la sorte, avec la diagnostique, car la diagnostique, malgré ses admirables progrès, attend, elle aussi, ses premiers cadavres pour se croire assurée.

Concluons que l'action des agents perturbateurs, ne pouvant atteindre un mal que d'une manière indirecte et lointaine, et en passant au travers d'obstacles et de périls semés partout dans la carrière où elle se déploie, est d'une indication infiniment trop complexe, et devant reposer sur des éléments trop variés et trop peu calculables pour que l'on puisse jamais soumettre ces procédés à des règles de quelque précision.

Rien n'empêche de diriger sûrement une bille isolée vers un point voulu, et le mode en peut être établi avec exactitude ; mais si cinquante billes sont sur le tapis, toutes inégales en grosseur, en poli, en élasticité, toutes prêtes à s'ébranler diversement au premier choc imprimé à l'une d'elles, toutes sur une table semée de capsules que la moindre percussion peut rendre incendiaires, quel Archimède, quel Euclide oseraient jamais entreprendre de régulariser ce terrible jeu ! Et comment ne pas admirer l'assurance avec laquelle une longue habitude nous permet de le jouer tous les jours !

La comparaison, juste au fond, ne semblera même pas exagérée, si l'on songe combien les Sydenham et les Baillou sont rares, et par combien de mains doit être exercé un art que sa nécessité et la force des choses livrent presque au domaine de tous.

Tant qu'elle subsistera, laissons donc à la médecine rationnelle, à ses discussions interminables, et à ses tâtonnements, précurseurs éternels de tâtonnements nouveaux, laissons-leur le soin de faire ce qu'ils pourront des procédés perturbateurs ; mais n'ayons pas la folle espérance de voir en eux des moyens dont un art positif ait jamais la force de se rendre maître.

CHAPITRE V.

DES PROCÉDÉS CONCILIATEURS.

Stimulants, nervins, délayants, fondants, incrassants, discussifs, etc., dans ce chaos de distributions plus ou moins éphémères ou durables, quelles divisions adopter, aux idées de quel siècle, de quelle école, de quel auteur nous astreindre, pour continuer nos recherches?

S'en tenir aux tableaux de la matière médicale actuelle serait peu sage, car ses classifications, presque toutes arbitraires comme celles qui les ont dévancées, sont nécessairement fugitives comme elles. Modifiées même de jour en jour sous nos yeux, elles seront trop heureuses encore si elles ne se voient pas honteusement supplantées par de vieux cadres longtemps couverts de mépris et d'outrages ! La médecine humorale, avec son cortège de thérapeutique, tant de fois vilipendée par les dernières venues, ne commence-t-elle pas à proclamer de rechef ses droits contre des droits rivaux, aussi hypothétiques et par conséquent aussi ruineux que les siens? Pense-t-on en effet que si les Gallien et les Boërrhaave, les Corvisart et les Stoll apparaissaient dans nos chaires,

4

nous aurions parmi nos richesses médicales de quoi ré-
sister aisément à de tels champions, et leur imposer nos
doctrines? Au génie près et malgré nos superbes dédains
pour les *erreurs de nos pères*, quelle différence y a-t-il
après tout, entre leurs théories et les nôtres? Nous nous
trompons d'une autre manière qu'eux, voilà tout; car,
petits et grands doivent également se tromper dans la
carrière nébuleuse d'une science conjecturale.

C'est donc après avoir accepté en masse toutes les
classifications, présentes et passées, de la matière médicale, que nous avons cru devoir distinguer les moyens
conciliateurs, en hypothétiques et en positifs, de quelque
manière qu'ils soient ou aient été classés dans la science,

Avec les premiers, la médecine est rationnelle dans
la rigoureuse acception qu'elle donne à ce mot. Avec les
seconds, elle semble abdiquer sa propre nature, souvent après bien des résistances, il est vrai, et bien des
regrets, et s'essayer graduellement à monter au rang
des sciences expérimentales. Voyons la chose de plus près.

Avec les conciliateurs hypothétiques, la médecine est,
disons-nous, éminemment rationnelle, conjecturale, in-
certaine, et dans l'idée qu'elle se forme des médicaments
et dans l'indication qui les lui fait employer.

Prenons-en pour exemple les stimulants et toutes les
nuances qu'on peut y rallier, toniques, excitants, hyper-
sténisants, etc.

Stimuler, c'est provoquer un accroissement d'action,
c'est agir dans un seul et même sens, et n'être susceptible que de plus et de moins. Les stimulants, selon

l'idée que vous vous en faites, ne peuvent donc varier que dans leur intensité d'action, ce qui, par la dilution des uns et la concentration des autres, les ramène tous nécessairement à l'identité.

Dans ce sens Girtaner avait pleinement raison lorsqu'avec de l'alkool et de l'eau il voulait remplacer tous les stimulants possibles. A quoi sert donc la longue et savante énumération de mille stimulants tirés des ombellifères, des labiées, des crucifères, des geraniées, des asphodélées, des asparagées, des laurinées, des orchidées, des hespéridées, etc. ; pourquoi ce luxe accablant ?

Stimulants, excitants, soit, accordons-leur cette propriété, telle que vous vous la représentez, aussi bien y a-t-il peu de corps étrangers qui ne suscitent quelque excitation dans le corps vivant où on les introduit, comme il n'y a point de lettre chinoise, grecque, hébraïque ou latine qui n'offre du noir sur du blanc. Mais, suis-je bien avancé, mes maîtres, quand, à la vue de ces caractères dont chacun a sa valeur spéciale et sa destination propre, vous me dites toujours que c'est du noir sur du blanc ? Et vos leçons m'auront-elles rendu bien habile quand, après force détails d'histoire naturelle et force analyses chimiques, vous m'aurez appris que l'huile, le savon, la coloquinte, le sucre, l'absynthe, le miel et le citron, sont dans la bouche des excitants du goût ? quand je saurai que l'œillet, l'asa-fœtida, l'ammoniaque, l'acide sulfureux et la rose sont des excitants de l'odorat ?

Reconnaissons donc, si vous le voulez, une vertu excitante à tous vos excitants, comme nous reconnaissons à la prose la qualité de prose dans Bossuet, ni plus ni moins que dans Cirano de Bergerac ; mais reconnaissons aussi que puisque vos excitants ont tant de différence entre eux, ils doivent posséder bien autre chose que cette force excitante une et identique à raison de laquelle vous les avez emmaillottés ensemble et baptisés du même nom.

Lorsque l'école régnante s'obstine donc à réunir encore de nos jours plusieurs de ses excitants ou stimulants dans une formule, bien que dès longtemps elle blâme elle-même et déconseille un tel abus, elle ne saurait attendre de ce pêle-mêle qu'une seule et même excitation, avec la certitude toutefois de provoquer, en outre, par chacun de ces agents, un nombre indéterminé d'effets inconnus.

Est-ce avec de telles notions des remèdes que nous arriverons à une médecine expérimentale ?

Y arriverons-nous par le mode d'indication d'après lequel ils sont employés ?

Le mal et le remède sont deux réalités soustraites à nos propres créations ; il faudrait pouvoir conclure du premier au second, et l'on serait sur un terrain solide ; mais, loin de songer même à y parvenir un jour, on place inconsidérément derrière le mal et souvent aussi derrière le médicament une hypothèse que chacun dispose ou choisit à son gré, et c'est à elle que le remède doit s'adresser, à elle, œuvre versatile et vaporeuse de la pensée de chacun de nous ! On conçoit dès lors combien est précieuse la classe des stimulants pour quiconque juge devoir attribuer le mal à un besoin de stimulation. Mais les résultats pratiques font-ils beaucoup d'honneur à ce bel arrangement? Savoir quand il faut stimuler n'est probablement pas facile , si l'on songe que deux éminents génies, à la tête de deux puissantes écoles, ont déclaré à bien peu de distance, l'un , qu'il fallait stimuler presque toujours; l'autre, que tout stimulant était presque toujours un poison.

Un malade éprouve dès longtemps divers symptômes positifs, manifestes, précis et circonstanciés. Après mûr examen , l'on croit probable que ce mal vient d'une irritation , d'une surexcitation, et qu'il doit céder à un traitement antiphlogistique et adoucissant. Au bout de quinze ou vingt jours, néanmoins la guérison ne marche pas; nouvel examen d'où il résulte que le mal tient plus probablement à une langueur, à une faiblesse générale ou partielle, et dès lors il faut bien revirer de bord , et adopter, avec toutes les précautions possibles, un traitement tonique , fortifiant , cordial. Autre insuccès , autres conseils. Pourquoi la maladie ne dépendrait-elle pas d'un de ces états nerveux contre lesquels des antispasmodiques, des nervins ont eu plus d'un bon résultat..... Il peut toutefois être question d'une cause rhumatismale, scorbutique , herpétique , goutteuse, présumable aussi à quelques indices, et dès lors nouvelles suppositions et nouveaux traitements.

Que sera-ce donc si d'insuccès en insuccès , l'on est forcé de mettre tour à tour les racines du mal dans le foie, dans la rate, dans le mésentère, dans tels ou tels plexus, dans telle ou telle branche de l'arbre nerveux? Que sera-ce encore pour le médecin, comme on en a vu et des meilleurs, qui s'attache à la bile, à la densité du sang, à ses globules, à ses éléments chimiques, etc., et qui, sur quelqu'une de ces données bien fractionnaires, bien subalternes, sera entraîné à traverser laborieusement et périlleusement une série illimitée de suppositions nouvelles sans lesquelles il ne peut avancer, et avec lesquelles il est forcé de reculer?

Qu'on se garde bien de voir ici une mensongère et odieuse parodie des tribulations de la médecine rationnelle. Des exemples de ces fluctuations douloureuses ne sont pas rares, non seulement lorsque le malade recourt successivement à plusieurs directions, mais aussi pour un seul et même praticien qui se voit tous les jours forcé de répudier l'une après l'autre les médications auxquelles il ne s'est décidé qu'après le plus difficile et le plus sérieux examen. Qu'on lise chez les maitres les publications médicales de tous les temps, qu'on fasse un retour sérieux sur soi-même, et qu'on ose nous accuser d'outrer le tableau de nos misères et de celles de nos malades, dans ce choix de suppositions auquel nous astreint pour eux la médecine rationnelle. (*V. note* A *à la fin.*)

Est-il donc étonnant que, dans ces tristes voies, les progrès de l'observation soient si lents, et que les meilleurs esprits, esclaves de l'hypothèse, ne voient pas ou voient sans en tenir compte, les faits dont il importerait le plus de s'emparer, pour en enrichir solidement la thérapeutique.

Si, par exemple, quelqu'un a eu le bonheur d'arrêter des vomissements par de la menthe, si elle est signalée comme aiguisant l'esprit et la mémoire, dissipant les soucis ; le fenouil comme augmentant le lait des nourrices ; le cerfeuil, comme guérissant des hydropisies ; le laurier, comme stomachique, carminatif, emménagogue... Toutes ces assertions seront acceptées sans scrupule et sans examen par M. Barbier, car, tous ces remèdes sont des stimulants, et la stimulation peut obtenir tous ces résultats.

Sans doute que si, au lieu de citer en courant et comme peu importantes à discuter des assertions d'un intérêt si haut dans la pratique, l'auteur se fût attaché à y distinguer le vrai du faux, et à préciser, du moins autant que possible, les cas où de tels effets ont été dus à ces agents, il nous eût mis plus sûrement en état d'en obtenir les mêmes services. Mais la doctrine des stimulants le délivre de tant d'embarras. Voulez-vous, dit-elle, surmonter une aménorrhée, arrêter des vomissements, dissiper des inquiétudes, guérir des hydropisies, donnez, pour peu que le besoin de stimulation soit, à votre avis, derrière ces maux, donnez à votre gré, menthe, sauge, laurier, cerfeuil, fenouil, anis, tous, en tant que stimulants, ont même droit à produire tous ces effets ; tous ne doivent-ils pas, comme le romarin, *agiter le sang* (Mat. méd. 4ᵉ éd., t. i., pag. 613) *et le pousser avec force* vers la matrice, l'agiter et le pousser également partout ailleurs, pour faire de la mémoire ou de la joie, donner du lait aux nourrices, ou guérir des hydropisies ?

Citerons-nous, par surabondance, un autre praticien qui, non moins environné que M. Barbier d'une juste considération, se laisse prendre comme lui aux piéges de l'hypothèse, et dédaigne d'utiliser des faits précieux parce que l'hypothèse lui ordonne de les dédaigner ?

M. Barras rapporte avec grand soin plusieurs belles guérisons de cardialgie dues par Schmidtmann à la noix vomique, puis il ajoute : « Quoique Schmidtmann soit « un observateur très-éclairé, un véritable médecin « hippocratique, rempli de candeur et de bonne foi, « comme il est facile de s'en convaincre en lisant ses « ouvrages, et qu'il ne soit pas permis par conséquent « d'élever le moindre soupçon sur la véracité de ce qu'il « avance ; on ne peut se défendre d'une sorte de pré- « vention contre la noix vomique, et j'avoue que j'aurais « de la peine à me décider à en faire usage contre les « gastralgies (3ᵉ édition, p. 564). »

Voici donc des faits allégués par un médecin de savoir, de zèle et d'expérience, par un homme assez indépendant et assez fort pour avoir lutté, non sans succès, en temps difficile, contre le géant du Val-de-Grâce ; ces faits, il les tire d'une source irréprochable, et sa propre loyauté se reconnaîtrait déjà à la seule manière dont il parle de son auteur ; ces faits ont d'ailleurs une portée bien grande, puisque dès sa 1ʳᵉ édition il les a victorieuse-ment opposés aux doctrines de Broussais. Comment donc arrive-t-il que des données si sûres, si précises, si dignes d'enrichir sa propre clinique et d'être pour lui un objet de méditations profondes, ne lui laissent, en fin de compte et pour tout résultat, que *répugnance* et *pré-vention* contre l'agent dont ils proclament l'héroïque puissance? C'est parce que la noix vomique, d'après une ou deux de ses mille attributions, se trouve enrégimentée parmi les stimulants, et que l'impitoyable hypothèse ne permet guères aux stimulants de guérir les cardialgies.

Oh! lorsqu'on voit ainsi ces hommes d'élection accueillir, comme non avenus pour l'avancement de la thérapeutique, des faits importants qu'ils reconnaissent, dont ils démontrent même avec soin l'authenticité, est-ce que par hasard on compterait mieux pour les progrès de l'art sur la foule passionnée de ceux qui repoussent invariablement tout fait tendant à élargir le cadre étroit où ils se sont emprisonnés? Et faut-il bien se louer des doctrines rationnelles qui éternisent de pareilles misères?

Disons ici que M. Barbier a fait preuve d'une noble indépendance, en reconnaissant à la noix vomique un caractère tout spécial, et en lui laissant dès lors, stimulant ou non, le droit de guérir tout ce qu'elle pourra guérir. Cet écrivain a la sagesse de la placer dans sa riche et belle section des médicaments *incertæ sedis*. Espérons que pour l'édition prochaine cette même section englobera l'ouvrage entier.

Ne parlons pas des autres conciliateurs hypothétiques nervins, calmants, incisifs, reconstituants, etc. Ce que nous aurions à dire de chacun d'eux rentrant, sans aucun doute, dans ce que nous avons dit des stimulants.

Toute cette classe d'instruments conciliateurs hypothétiques contient donc des groupes variés et variables
dont chacun réunit, sous un seul rapport, une foule
de médicaments ayant entre eux des différences très-
nombreuses, et devant en conséquence exercer sur
l'économie une très-grande variété d'actions dont le
nom de stimulant, de rafraîchissant, de sédatif, de
narcotique, etc., ne donne aucune idée, et qu'il tend
même constamment à obscurcir ou à déguiser aux yeux
de l'observateur.

L'indication de ces médicaments se tire, non de
faits immédiatement appréciables, mais de conjectures
ou d'entités placées par la conception versatile des
écoles, des pays et des temps, derrière les faits manifestes et incontestables de la maladie.

L'emploi de ces moyens hypothétiques, d'après de
telles indications, ne peut donc appartenir à la médecine
qu'aussi longtemps qu'elle sera rationnelle, état dans
lequel ils tendent même à la perpétuer, en trompant
ou en aveuglant les meilleurs esprits sur la valeur
de faits précieux que l'observation leur apporte, et
qui, mieux vus, seraient autant de progrès vers une
médecine expérimentale.

Les médicaments conciliateurs positifs viennent heureusement se présenter sous un tout autre jour. On
ne donne pas au scorbutique des acides végétaux pour
le rafraîchir, ni des vins généreux pour le réchauffer,
on les donne tout simplement pour guérir le scorbut.
On emploie la tanaisie, la fougère, l'étain contre les

vers, non d'après telle ou telle hypothèse, mais parce qu'ils ont mérité le nom de contre-vers ; l'on administre, sur des données aussi positives, le quinquina comme fébrifuge, le mercure comme antisyphilitique, etc.

Ici, sans doute, il reste encore bien des causes d'erreur : on peut se tromper sur le diagnostic, on peut se tromper sur le choix de l'anthelmintique, du fébrifuge convenable au cas spécial que l'on traite ; on peut se tromper sur les doses et sur le mode d'administration de ces remèdes, mais ils n'en ont pas moins, sur tout autre remède, l'immense avantage d'être indiqués d'après leur effet contre un mal positif, au lieu de l'être d'après une supposition, une entité arbitrairement placée derrière ce mal, ils ont, en un mot, l'avantage d'appartenir, bien que très-imparfaitement encore, à une médecine positive.

C'est aux médicaments de cet ordre que le nom de *spécifique* a été communément accordé avec plus ou moins de confiance ou de restrictions et de mauvaise humeur.

Guérir un état maladif déterminé, et le guérir sans autre résultat que cette guérison, c'est bien là en effet le double caractère des *conciliateurs positifs,* et c'est bien aussi là toute l'idée qu'on a pu se faire, jusqu'à ce jour, des spécifiques.

Les spécifiques ont jusqu'ici tenu bien peu de place dans les recherches de la science, et nous sommes presque forcés de faire l'apologie de ces admirables rudiments d'un art positif, en les mettant sous la tutelle du grand nom de Sydenham.

Quoique l'hippocrate anglais fût, plus que personne, en droit de vanter les méthodes qui l'ont immortalisé, il n'en accorde pas moins une haute préférence à celle des spécifiques. « ... Il serait à souhaiter qu'on pût « guérir plus promptement les malades au moyen des « spécifiques, s'il est possible d'en trouver ; et, ce qui « est encore plus important, qu'on pût éviter ainsi les « malheurs qui arrivent, lorsque la nature, nonobstant « les puissants secours que lui donne un habile médecin, « s'égare malgré elle, etc. Le défaut de spécifiques, « dans la médecine », ajoute le savant traducteur de Sydenham, « est un mal dont on se plaint depuis long- « temps, sans qu'on ait pris assez de soin pour y re- « médier..... Il est certain qu'un véritable spécifique « est d'un si grand prix que celui qui, par de soi- « gneuses recherches, en découvrirait un seul dans « toute sa vie, serait amplement récompensé de ses « peines, etc. » (Sydenh. trad. Jault.)

Malgré les nombreuses autorités qu'il nous serait facile d'invoquer ainsi en faveur des spécifiques, la difficulté de trouver de tels remèdes et même d'assurer l'indication de ceux qu'on possède, a produit un découragement universel à leur égard, découragement qui n'a pas permis à la science de poursuivre sérieusement cette grande question et a jeté plus d'un auteur distingué dans des assertions déplorables au sujet de ces médicaments précieux.

Quelquefois, par exemple, on s'est élevé contre les guérisons les plus heureusement obtenues par eux, et l'on a voulu faire beaucoup mieux avec les sangsues, la diète et la limonade.

C'était se moquer de l'évidence, et donner en quelque sorte un démenti à la conscience du genre humain.

D'autres fois, sans contester à tel ou tel spécifique son salutaire pouvoir, c'est de la spécificité même qu'on a voulu le dépouiller, en soutenant qu'il ne guérissait qu'à titre de révulsif, de stimulant, de contre-stimulant, etc. en le ravalant ainsi au rang subalterne des conciliateurs hypothétiques ou des perturbateurs.

C'est faire rétrograder l'art, livrer de nouveau à la merci des hypothèses et refouler dans la nuit des conjectures les indications mises au grand jour de la certitude, par le fait positif d'une maladie et l'évidence de ses symptômes.

On n'a pas même fait grace aux spécifiques des chicanes du vocabulaire, quand on a prétendu sérieusement n'admettre un remède comme spécifique qu'autant qu'il guérirait vaillamment le groupe artificiel des maladies rassemblées par les nosologues sous le nom d'une *espèce*. Exigence incroyable et d'après laquelle il faudrait qu'une substance privée de libre arbitre eût assez de bonne volonté et d'intelligence pour se prêter à tous les caprices de nos classifications !

Ce triste jeu de mots a fait probablement plus de tort qu'on ne pense à la considération, à l'importance, et par conséquent à l'étude des spécifiques.

Du moment, en effet, que le quinquina et le mercure, échouant plus d'une fois dans les cas où on les regarde généralement comme spécifiques, n'étaient par là même plus dignes de ce nom, comment aurait-on pris intérêt à tant d'autres médicaments dont le succès, comme conciliateurs positifs, est encore infiniment plus rare que celui de ces deux médicaments généreux? Comment dès lors s'occuper avec soin d'utiliser la spécificité de ces nombreux agents qui figurent à peine, sous ce rapport, dans deux ou trois cas de guérison, cités par les observateurs des différents siècles?

C'est au travers de ces aberrations déplorables que la question des spécifiques arrive jusqu'à nous un peu plus obscure qu'elle l'était du temps d'Hippocrate.

En attendant que d'*heureux hasards* nous apportent des spécifiques nouveaux, selon l'espoir du professeur Louis et de tout le monde, et des spécifiques embrassant toute une espèce, nous continuons, sans faire un pas, à donner, par exemple, le **quinquina** autant de fois avec succès et autant de fois mal-à-propos qu'à l'époque où les sauvages nous l'ont envoyé !

Les spécifiques ne sont-ils pas néanmoins, dans le très-peu qu'on en sait, la partie la plus certaine, la moins offensive, la partie vraiment héroïque de l'art?

En eux et en eux seuls est une médecine positive; elle y est en germe, sans doute, ou tout au plus à l'état embryonaire; mais cet embryon est riche de viabilité, tandis que, pour tout le reste, l'art de guérir, rachitique et caduc dans son éternelle enfance, est condamné, par sa nature même, à une irrémédiable langueur, et ne peut échanger ses langes que contre un linceul.

Quelques heureux hasards surtout, et d'interminables tâtonnements au lit du malade, ont seuls pu nous apprendre sur ces médicaments le peu, le très-peu qu'on en sait, et les meilleurs esprits persistent à penser que tout l'espoir de la médecine sur ce point est encore dans la clinique seule, dans cette même clinique dont les innombrables essais, depuis tant de siècles, n'ont pas avancé la question d'un pas.

Tant d'indigence pour prix de tant d'efforts tentés d'après toutes les directions, au sein de tous les hôpitaux, sur le large terrain de toutes les épidémies, ne saurait nous surprendre.

Est-ce dans un combat naval furieux, et au milieu des vagues soulevées par la tempête, qu'on eût jamais appris à guider un navire, qu'on eût étudié la courbe des projectiles, le recul des canons, la force de la poudre? Non, certes, c'est l'onde la plus tranquille, souvent le terrain le mieux assuré, souvent même le cabinet le plus silencieux et le plus paisible, qui furent indispensables aux délicates expériences et aux froids calculs d'où devait sortir le secret de dominer les vents et les flots et de régler les batailles, au milieu de ces tourmentes effroyables.

Le sol volcanique des maladies n'est pas un théâtre mieux choisi pour découvrir les vertus des remèdes, les expériences à cet égard y sont souvent impossibles, trop souvent périlleuses, et dans la circonstance la plus favorable où elles rencontrent une guérison, elles n'apprennent guères à retrouver les cas qui, foncière-

rement semblables au mal guéri, devront nécessairement céder au même traitement.

Nous savons, par exemple, que le quinquina triomphe
souvent des fièvres intermittentes, mais quelles variétés
précises il en guérira, nous le savons fort peu. Aussi,
quand nous en avons beaucoup à traiter, commençons-
nous ordinairement par les mettre toutes aux prises avec
le quinquina; c'est à lui à faire le triage que nous n'avons
su faire nous-mêmes, et à guérir les seules fièvres qu'il
peut guérir, les seules que nous aurions dû lui confier.
Quant à celles qu'il sera bien forcé de nous laisser pour
compte, nous les recommanderons à d'autres agents,
à l'arsenic, à la gentiane, à la salicine, etc. ; chacun de
ces remèdes invoqué à son tour sur le résidu qui nous
embarrasse, pourra s'y choisir aussi son lot, et nous
appellerons cela de la bonne médecine, en nous réser-
vant de flétrir du nom de rebelles quelques fièvres qui
auront, sans fléchir, traversé les tamis nombreux où il
nous aura plu de les secouer si rudement, les yeux clos !

Rebelles vraiment, parce que nous les avons sommées
successivement de reculer devant dix ou vingt remèdes
sans rapport avec elles et inhabiles à les vaincre ! Rebelles, parce que l'art n'a pas su leur opposer, parmi
tant d'essais, le seul médicament qu'elles attendaient!
Oh ! disons bien plutôt qu'elles risquent en effet d'être
devenues rebelles à tout, sous la fâcheuse influence de
nos malencentreux efforts pour les combattre.

Ainsi, les tâtonnements de nos devanciers ne nous
ont guère légué sur ce point que des tâtonnements à

faire, et c'est encore aux tâtonnements de l'avenir que préludent les nôtres ; et cela, dans un cas où la clinique est plus spécialement interrogée en tout lieu, depuis deux siècles, souvent même par des observateurs du premier ordre ; dans un cas où il s'agit des maux les plus fréquents et du remède le moins mal connu.

Le seigle ergoté, dans certains accouchements, n'est-il pas, sous nos yeux, un autre exemple bien remarquable de cette impuissance de la clinique à rien décider de satisfaisant sur la spécificité d'une substance ?

Mon aïeul et mon père employaient quelquefois ce moyen avec confiance et succès, et rien ne prouve qu'il soit mieux indiqué aujourd'hui pour nous qu'il ne l'était alors pour eux ; et pourtant, de nos jours, le seigle ergoté, exhumé de rares et obscures traditions médicales, et accueilli presque à l'égal d'une découverte, se trouve depuis quinze ou vingt ans un objet universel et incessant d'expériences cliniques. Or, qu'a-t-on définitivement retiré des milliers d'observations auxquelles il a ainsi donné lieu ? Celui-ci lui conteste avec assurance la propriété de favoriser l'accouchement ; celui-là trouve qu'il la possède à un éminent degré, mais dans des cas toujours trop mal précisés pour que tout autre expérimentateur soit sûr d'en rencontrer de pareils, et d'y avoir les mêmes succès. Ici l'on prodigue ce remède sans défiance, et on le croit tout-à-fait inoffensif ; ailleurs on en a une peur effroyable, d'après les accidents terribles qu'il a causés quelquefois, et dont les journaux viennent de rapporter encore deux exemples récents.

Et cependant il s'agit de s'entendre uniquement pour une action très-limitée, se déployant sur un seul organe, chez des personnes du même sexe, et ayant d'ailleurs entre elles, par leur situation, les plus grandes analogies; les expérimentateurs sont des hommes spéciaux, et formés particulièrement à cet ordre d'observations, des accoucheurs.

Bon Dieu! quand donc sur ce point, sur ce point seul serons-nous d'accord, si ce n'est le jour où, las et découragés de tant d'essais contradictoires et stériles, nous laisserons, selon l'usage, tomber de rechef en désuétude, comme dangereux et infidèle, ce médicament précieux, afin que nos arrière-neveux viennent, selon l'usage également, l'exhumer de nouveau comme une trouvaille, pour l'abandonner à leur tour, comme nous, et par la même raison?

N'est-il pas enfin temps de sortir de ce labyrinthe? Et de même que tout annonce qu'il faut surtout chercher l'art de guérir dans les spécifiques, tout ne démontre-t-il pas aussi qu'il faut les chercher dans des voies nouvelles, les anciennes n'ayant pu et ne pouvant arriver à rien?

Vienne donc un homme fort qui, pénétré de ces vérités importantes, et ne se bornant point à répéter après Sydenham : On emploierait les spécifiques de préférence à tout, s'il pouvait s'en trouver, *Si quæ talia inveniri possint*, ait le courage de s'écrier: *Inveniri possunt, invenientur, inveniam*. Ce généreux penseur, que ne mériterait-il point déjà pour oser seulement secouer ainsi le marbre sépulcral de l'art, et réveiller le noble espoir de fonder enfin la médecine sur une base certaine? Oui, bien mieux que Varron, sans doute, il mériterait des couronnes, mais la tourbe des savants, les eunuques et les nains accroupis aux portes du vieux sérail, souriraient de pitié à cet homme d'un autre monde.

Que si, néanmoins, sans les voir ni les entendre, et tout entier à sa conscience et à son génie, il sortait enfin d'une solitude profonde, et après des labeurs inouïs, pour nous dire : « Je l'ai trouvé! j'ai trouvé la loi des spécifiques connus et à connaître; j'ai trouvé le moyen sûr de découvrir tous les spécifiques encore cachés dans les trésors de la Providence ! » Quel progrès pour l'art, quel bienfait pour l'humanité!

Cette découverte sublime aurait en un demi-siècle conquis des admirateurs dans toutes les régions habitées; les livres qui l'exposeraient seraient traduits et étudiés dans toutes les langues; ses œuvres seraient bénies partout, partout implorées...... Et pourtant les eunuques et les nains accroupis aux portes du vieux sérail feraient encore semblant de sourire de pitié à cet homme d'un autre monde !

Voyons.

CHAPITRE VI.

MÉDECINE POSITIVE, HOMÉOPATHIE.

Il n'y a guères plus de quarante ans que Samuel Hahnemann a proclamé la loi des spécifiques comme fondement de la médecine positive, et cette découverte si extraordinaire, si supérieure à l'espérance des penseurs les plus confiants et les plus audacieux, s'est déjà fait accueillir dans toutes les contrées, malgré l'inévitable résistance des corps académiques et des illustrations vulgaires.

Sur la propagation de cette doctrine, appelée homéopathie par celui qui l'a créée, sur les dispensaires, les hôpitaux, les associations médicales, les publications périodiques, et les chaires qui lui sont consacrées en divers pays, on verra avec grand intérêt un ouvrage actuellement sous presse, du docteur Rapou fils, qui pour compléter ses études homéopatiques, vient de visiter avec soin l'Italie et la Sicile, l'Allemagne, la Hongrie et la Bohême, l'Irlande et l'Angleterre.

Quant à la doctrine en elle-même, elle a été déjà trop souvent et trop bien développée au milieu de nous et dans des publications françaises, pour que nous ayons ici besoin de la présenter avec de grands détails. Les leçons de Léon-Simon et sa lettre à la faculté médicale de Paris au nom de la société homéopathique de la même ville, ne laissent rien à désirer relativement à l'exposition, aux preuves et à la défense de l'homéopathie.

Nous n'en parlerons donc ici que d'une manière très-sommaire.

A quels signes, à quels caractères d'un corps médicamenteux reconnaîtra-t-on les maux qu'il peut guérir spécifiquement? ou encore, d'après quels signes des maladies saura-t-on leur choisir un spécifique?

Ce problème fondamental de la médecine positive se réduit évidemment à celui-ci : *Trouver le rapport de spécificité entre le médicament et le mal.*

Mais un rapport quelconque peut-il se chercher entre deux termes aussi hétérogènes que les propriétés d'un corps physique et les caractères d'une maladie? Quelle comparaison est possible entre les étamines d'une plante, les cristaux d'un sel, et le frisson, la soif, la douleur d'une maladie?

Vainement des hypothèses de tout genre ont-elles voulu s'interposer entre ces deux termes et se jeter comme un pont sur l'abîme qui les sépare ; jamais pied n'a pu tenir sur ces constructions fantastiques ; jamais, partant d'un remède, on n'a pu savoir *à priori* quel mal il guérirait ; jamais, en partant d'une maladie, on n'a su davance quel spécifique elle pouvait demander.

Et, dès la naissance de l'art, on en est toujours au même point, et toutes les idées pour en sortir semblent épuisées.

Il en reste une cependant à laquelle on n'a guères songé, et qui pourrait bien faire avancer la question.

Quand l'arithmétique a besoin de comparer deux fractions différentes, elle y parvient sans peine en les réduisant à un même dénominateur. N'y aurait-il rien d'analogue à tenter pour la solution du problème dont il s'agit, et ne pourrions-nous point, par la transformation d'un de ses deux termes, les amener tous deux, en quelque sorte à un même dénominateur, et les rendre ainsi comparables entre eux ?

La maladie peut évidemment se transformer en remède, et la vaccine, remède prophilactique de la variole, en est un des exemples les plus remarquables.

Mais la transformation des remèdes en maladies se prête bien plus largement à nos vues, puisque toute substance non alimentaire est susceptible de faire du mal à l'homme sain, de se manifester chez lui par des phénomènes pathologiques.

Un corps appartient à l'histoire naturelle seule et n'est comparable qu'aux êtres naturels, tant que les seuls naturalistes l'ont interrogé. Nous le considérons comme corps physique dès que la physique en a constaté, en a mesuré le poids, la densité, l'élasticité, etc. Que le chimiste à son tour le jette dans un nouveau moule ; c'est toujours la même substance, mais c'est sous les attributs nouveaux d'acide ou d'alkali, etc., qu'elle se fait connaître, c'est avec ces propriétés qu'elle va prendre rang dans le domaine de la chimie, et se trouver en confrontation avec toutes les forces dont celle-ci dispose. Allons maintenant plus loin, livrons ce corps au creuset vivant, aux forces organiques de l'homme sain ; c'est encore par d'autres effets qu'il va se manifester, c'est en maladies, en symptômes qu'il va se traduire.

Nous pouvons donc accepter les symptômes d'un médicament chez l'homme sain, comme la légitime représentation de ce médicament, comme ce médicament lui-même ; et dès lors rien ne nous empêche plus de comparer les maladies aux remèdes, les remèdes étant ainsi devenus eux-mêmes des maladies.

Mais, par quelles substances commencerons-nous ces transformations, et à quelles maladies naturelles devrons-nous comparer nos remèdes-maladies ?

La réponse ne peut être douteuse ; c'est un rapport de spécificité qu'il nous faut entre le mal et le médicament, car peu nous importent les relations de celui-ci avec les maux qu'il ne guérit pas. Ce sont donc les spécifiques les moins mal connus que nous changerons en maladies, et c'est nécessairement avec les maux notoirement guéris par eux que nous les comparerons.

Nous le ferons avec d'autant plus de confiance que ces deux faits, le développement d'un mal et la guérison d'un mal par un même agent, accusent entre eux une étroite parenté, puisqu'ils sont l'un et l'autre les produits de deux mêmes facteurs, savoir : un même agent et une force vitale fondamentalement la même.

Telle fut en réalité la marche expérimentale de Hahnemann.

Le quinquina étant de tous les spécifiques celui dont les guérisons sont le mieux connues, c'est nécessairement par lui qu'il fallait commencer.

Hahnemann, en parfaite santé et avec toutes les convenances, prit du quinquina, pendant un certain nombre de jours, pour le transformer en maladie et le rendre par là comparable à celle que le quinquina guérit évidemment.

Or, cette comparaison ne fut ni longue ni difficile, le quinquina se produisit sous beaucoup de formes, mais surtout sous la forme des fièvres intermittentes qui cèdent le mieux à ce remède.

Hahnemann, dès lors et pendant de silencieuses années, en multipliant dans cette voie ses expériences sur un grand nombre de remèdes avec une sagacité hippocratique, avec une persevérance plus que sanctorienne, et en recueillant toutes les données qui, relatives à la question, sesont, avec le temps, accumulées dans les archives de l'art, se créa une matière médicale et une thérapeutique toute nouvelles, dont l'heureux emploi l'autorisa à proclamer enfin, en 1796, ce grand principe :

« Pour guérir d'une manière douce, prompte, certaine et durable, il faut choisir dans tous les cas de maladie un médicament qui produise de lui-même une souffrance semblable à celle qu'il doit guérir. *(Similia similibus curentur).* »

Cette découverte immense fut exposée et défendue dans plusieurs écrits de Hahnemann, mais surtout dans son immortel Organon.

Tout ce qu'il avait pu recueillir de ses propres expériences et de celles d'autrui sur les effets des remèdes chez l'homme sain, fut l'objet d'une autre publication ; c'est la matière *médicale pure* de Hahnemann, dès longtemps traduite en toutes les langues.

La médecine dès lors possède non seulement un principe certain pour appliquer ses remèdes aux maladies, mais encore un grand nombre de médicaments parfaitement étudiés dans leurs rapports avec ce principe.

Telle est l'homéopathie, telle est aussi la voie par laquelle il nous semble que le raisonnement aurait pu conduire à cette grande découverte ; mais on sent bien que nous, homme de la foule, et marchant terre à terre à la lueur du phare allumé par le génie, nous ne pouvons offrir ici qu'une manière vulgaire de nous rendre compte d'une de ces hautes inspirations dont le génie lui-même ne connaît pas toujours le secret.

L'homéopathie, création prodigieuse d'un seul homme, est donc là tout entière et dans sa loi et dans ses instruments, bien que le nombre de ceux-ci puisse et doive, par de nouvelles expériences, indéfiniment s'agrandir.

L'homéopathie prend donc dans une maladie tout

ce que l'observation peut y trouver, tout ce que cette maladie a de réellement accessible aux investigations de l'homme, tout ce qui la constitue pour celui qui en souffre, c'est-à-dire ses symptômes, rien de plus, rien de moins.

L'homéopathe accepte ses remèdes d'après des propriétés constatées en eux par des expériences exactes, et c'est d'après une loi non moins positive et démontrée mille et mille fois qu'il les applique.

Trouve-t-on rien de pareil à ces trois garanties de certitude, trouve-t-on seulement rien qui en approche et dans l'usage des moyens perturbateurs et dans celui des conciliateurs hypothétiques, et même dans celui des spécifiques reconnus et administrés comme tels par les écoles régnantes ?

L'art de guérir n'en est donc plus réduit à s'étayer de misérables hypothèses pour trouver les remèdes convenables à chaque circonstance. Il cesse également de les chercher à tâtons dans des essais de clinique souvent impraticables, souvent dangereux, presque toujours obscurs, fallacieux, contradictoires, toujours enfin très-insuffisants, comme l'indigence de l'art, au bout de tant de siècles, ne cesse de l'attester.

L'expérience sur l'homme sain n'exclut aucune des lumières que le lit des malades peut fournir, mais elle devient elle-même la large et solide base de l'art; malgré ses difficultés et les bornes qui la restreignent, cette expérience nous donnera désormais la connaissance certaine des symptômes causés par chaque médicament, et ces symptômes indiqueront eux-mêmes ceux qui, semblables à eux, demandent le même agent pour guérir.

Des médecins éclairés et courageux ont, par leurs propres expériences, à l'exemple de Hahnemann, enrichi de beaucoup de remèdes notre matière médicale pure. En France même où l'homéopathie est encore si nouvelle, les docteurs Pétroz, Jouve et Gastier ont déjà étudié de la sorte un murex, l'if, le bois de campêche, le gen-seng, médicaments devenus dès lors très-précieux, à raison des symptômes graves et variés qu'ils causent, et dont ils sont par là destinés à guérir les semblables. (*V. note* B *à la fin.*)

Ainsi, bien des corps oubliés dans nos pharmacies, bien d'autres foulés aux pieds et réputés inertes, viennent et viendront chaque jour apporter à l'humanité des secours qu'elle ne craindra plus de voir tomber en désuétude, car ici, encore une fois, tout est positif, tout est invariable.

Cependant, hâtons-nous de le dire, ces avantages immenses du nouvel art seraient perdus ou gravement compromis si l'on pensait que la loi des semblables dût se contenter de ces ressemblances vagues ou superficielles qui suffisent aux besoins ordinaires de la médecine conjecturale, et s'accommoder des doses dont se sert ordinairement celle-ci.

La médecine rationnelle regarde comme identiques au fond, et sauf quelques variétés, toutes les maladies individuelles qu'elle baptise arbitrairement d'un même nom. Ainsi, reconnaissant par exemple dans mille malades les attributs généraux dont l'ensemble constitue ce qu'elle a nommé *typhus*, elle dit que tous ces malades ont le typhus, et sauf quelques nuances de traitement, elle les soigne tous d'une manière fondamentalement identique.

Or, l'homéopathie ne se paie point ainsi de noms collectifs, elle comprend trop que ce n'est pas sur des abstractions, mais sur des réalités qu'elle doit agir, et, sachant très-bien que ces mille malades sont loin de l'identité, quoique rapprochés par plus ou moins de ressemblance, elle ne cherche pas un remède qui puisse convenir à tous en masse, mais bien un remède pour chacun de ces cas particuliers.

Elle prend donc avec beaucoup de soin le tableau des symptômes de chaque malade dont elle a charge; puis, dans sa matière médicale, elle cherche le médicament qui, par ses effets constatés sur l'homme sain, ressemble le mieux à l'ensemble des symptômes à détruire; c'est le remède qu'elle donne dans ce cas, c'est celui qu'elle appelle le semblable du mal auquel elle l'oppose, c'est le remède homéopathique à ce mal.

De la sorte, dans tous les cas et autant que l'état actuel de notre matière médicale le permet, trouver cette similitude indispensable est une condition qui fait de l'homéopathie l'art le plus difficile, mais qui est en même temps pour elle une source d'admirables succès.

Il y a donc *ressemblance* et *ressemblance*, comme il y a fagots et fagots; et l'on ne s'étonnera pas si, trop habitués à se payer des plus vagues analogies, tant de médecins n'ont rien fait qui vaille de la loi des semblables, quand ils ont, comme le professeur Andral, cru pouvoir, sans étude et sans peine, choisir des remèdes homéopathiques d'après les commodes et vagues rapprochements qui suffisent de reste à établir les cadres nosologiques et à généraliser les traitements de la médecine rationnelle.

Disons maintenant un mot des doses.

Hahnemann prévit aisément et s'assura bientôt par expérience qu'un remède homéopathique à un mal ne pouvait sans inconvénient lui être opposé à la dose bannale des formulaires connus, et il se mit à chercher pour chaque remède, par des atténuations graduées, la dose la plus convenable à chaque circonstance.

D'essais en essais, et sans doute aussi d'étonnement en étonnement, il en vint à ne pouvoir douter que les doses homéopathiques, les plus généralement favorables, étaient précisément ces doses infinitésimales dont on n'avait jamais soupçonné la puissance, et dont les écoles rationnelles ont été si heureuses de pouvoir, sans étude et sans examen, se faire, aux yeux de la foule, des armes contre nous.

Les doses n'ont rien d'absolu, et doivent, d'après des convenances pathologiques surtout, varier dans une latitude encore illimitée.

Si l'humanité et l'honneur de l'art n'y étaient bien tristement en jeu, ce serait chose plaisante que l'histoire des *variations des doses* en médecine, y comprises celles des sangsues employées au nombre de huit à dix par nos pères, et prodiguées récemment par centaines et par milliers.

Il fallait voir, il y a peu d'années, la vertueuse indignation des écoles de France contre la posologie, à leur avis effroyablement meurtrière, de l'Ecole d'Italie. Il fallait voir en même temps le souverain mépris, de l'école italienne pour les doses françaises qu'elle accusait d'une radicale impuissance.

Mais les choses vont vite dans la médecine conjecturale, et ces doses énormes de poison que la France repoussait avec une sainte horreur, même quand le sage Laënnec en faisait de timides épreuves, sont déjà, de ce côté des monts, presque l'objet d'un engoûment plus dangereux sans doute et non moins insensé que l'anathème auquel il a si promptement succédé, et l'on ne sait bientôt plus jusqu'où nos écoles conjecturales élèveront leurs doses d'iodures, de sels stibiés, d'extraits vireux, et de tant d'autres poisons.

Qu'on fasse rarement un heureux emploi de ces instruments terribles, cela est certain, mais il est certain également que tout le monde n'en meurt pas, et qu'il eût été sage, avant de condamner sans examen des hommes tels que Razori et Tomasini, de se rappeler que, selon les opportunités, la dose la plus meurtrière peut, dans des cas particuliers, être entièrement inoffensive.

Or, ce que la force des choses a prouvé là dessus à

tant d'hommes longtemps certains que cela était impossible, n'est-il pas également prouvé par là même en faveur de nos petites doses, à ceux qui les estiment de toute nullité ? Puisque vous avez une fois admis que par l'opportunité de son emploi une dose colossale de poison peut être inoffensive, et la lourde massue n'agir qu'à l'égal d'un léger roseau, refuserez-vous de comprendre qu'en vertu des mêmes lois de la vie et de l'opportunité, les doses les plus inertes en apparence doivent, à l'autre bout de l'échelle, n'être pas toujours inertes, et que le frêle roseau peut de son côté devenir une puissance, du moins pour guérir, si ce n'est pour assommer.

Encore une fois, les convenances, les opportunités sont tout en question de doses. N'est-ce pas l'aptitude ou la non aptitude à contracter la peste, la fièvre des marais, le typhus contagieux, la variole, etc., qui fait que tel individu peut être foudroyé par la moindre influence de ces causes terribles, ou en habiter impunément le plus dangereux foyer ?

Or, les remèdes homéopathiques étant précisément choisis parce qu'ils ont une puissance analogue à celle d'où naît l'état pathologique auquel on les oppose, cet état pathologique ne doit-il pas avoir la plus grande susceptibilité possible à recevoir leur impression ?

Votre œil, qu'une lumière trop vive peut rendre malade, ne sentira-t-il pas, dans une maladie analogue à celle-là, le rayon de lumière le plus doux et le plus faible comme si c'était une aiguille de fer rouge ? Et combien d'atténuations ce rayon, déjà si mitigé, ne devra-t-il pas subir encore pour être en état de ne plus vous offenser !

Après ces considérations bannales, mais auxquelles nos adversaires ne veulent jamais s'arrêter, ne pouvons-nous pas aussi nous demander si la longue trituration des médicaments homéopathiques, les secousses qui leur sont imprimées, et la multiplication de leurs surfaces par une extrême division, ne peuvent point donner à ces molécules impondérables quelque chose qui ressemble à la puissance du miasme, et leur permettre ainsi de faire, pour le bien, elles qui ont en leur faveur toutes les conspirations de la vie, ce que les effluves délétères ne font que trop aisément pour le mal, et cependant encore en dépit de toutes les puissances de l'organisme insurgées contre eux ?

Ces questions, au reste, peuvent être examinées longtemps et à loisir, cela nous importe ici fort peu après tout, car c'est déjà trop faire que d'opposer une assertion fondée sur quarante-six ans d'expériences, à de simples dénégations que nos adversaires ne fondent sur rien. Or, l'assertion de notre école, la voici : Le pouvoir médicateur des doses hahnemanniennes, dans la loi de Hahnemann, est incontestable pour quiconque aura pris sérieusement la peine de s'en assurer, sans se cramponner à la prétention insensée de trouver dans le très-peu qu'il sait, les bornes et les lois de l'immensité des choses qu'il ignore et que les siècles successifs ont charge de dévoiler.

Nous devons nous en tenir à ces généralités sur

l'homéopathie, puisque nous n'avons pas pour objet de l'exposer d'une manière complète, mais seulement de mettre la certitude de cette doctrine en parallèle avec l'incertitude de toutes les autres.

Aussi avons-nous passé sous silence tout ce qui concerne l'action primitive et l'action secondaire des médicaments, comme ce qui regarde spécialement la théorie et le traitement des maladies chroniques ; ces questions et plusieurs autres non moins importantes ont été l'objet des longues méditations de Hahnemann, et il y a mis partout l'empreinte de son génie.

Jamais inventeur ne s'étaya d'observations plus exactes, n'en déduisit les conséquences avec une logique plus sévère, ne s'énonça avec plus de candeur, de noblesse et de simplicité ; jamais aussi hautes leçons ne furent exposées dans un langage plus digne de les faire triompher, d'en faire aimer et admirer l'auteur.

Oh ! combien de fois, en relisant et son Organon et jusques aux moindres avant-propos disséminés dans ses autres écrits, nous avons plaint avec sincérité les hommes de cœur et de talent que d'inconvenables préventions rendent étrangers à de pareils trésors !

Hahnemann vit au milieu de nous depuis sept ans, entouré des affections et des soins d'une compagne de son choix, d'une française à qui le monde doit le bonheur de ce grand homme, et à qui la France doit l'honneur de le posséder.

Sans suspendre un seul jour les sévères travaux de sa consciencieuse et difficile clinique, sans cesser de correspondre de sa propre main avec des hommes distingués de tous les pays, Hahnemann à 88 ans goûte au sein d'une société d'élite, avec la dignité d'un sage, avec l'aimable abandon d'un enfant, tout ce que les arts, les sciences et les relations les mieux choisies peuvent offrir de charme à l'intelligence la plus élevée, au cœur le plus aimant et le plus religieux. Oh ! puissions-nous voir cette rémunération anticipée de tant de labeurs et de bienfaits se prolonger longtemps et montrer toujours mieux à la terre cette même Providence qui nous semble se révéler déjà si ouvertement dans la mission de Hahnemann !

Pour arracher l'art de guérir à ses illusions, à ses disputes et à ses conjectures, n'a-t-il pas fallu que le ciel accumulât sur le serviteur commis à cette grande œuvre des faveurs bien hautes et bien rares, et le soumît lui-même à des conditions bien dures ?

L'érudition, la science et le génie ne lui suffisaient point : la Providence dut y joindre, avec l'ame la plus généreuse et la plus forte, une constitution à toute épreuve et certainement aussi de très-longs jours !

Comment, sans de tels dons, Hahnemann, épousant la solitude et l'indigence, lorsque ses talents lui ouvraient de larges routes vers la fortune et lui assuraient de beaux succès dans le monde, comment se serait-il immolé au point d'essayer sur lui-même pendant de longues années, plus de soixante substances des plus dangereuses, et comment aurait-il pu faire, avec un résultat décisif et inattaquable, tant d'épreuves qu'au-

raient invalidées ou retardées sans fin tout écart de régime, toute émotion vive, tout entraînement au dehors,
toute perturbation physique ou morale de quelque durée?

Et lorsqu'enfin, maître du secret de ces poisons, et
vainqueur de leur malfaisance, il en vint à proclamer
sa découverte : quelle confiance dans les voies de Dieu,
quel ardent amour des hommes, au sein même de leurs
plus criantes injustices, ne lui furent pas nécessaires
dans cette seconde campagne, où les passions odieuses
l'ont couvert de traits plus envenimés que les vénéneux
breuvages auxquels il s'était exposé tant de fois !

Pense-t-on en effet que l'Allemagne l'ait combattu
avec des feuilles de rose lorsque, sans cheveux blancs et
sans couronne, il fut longtemps seul contre tous, et
longtemps encore presque seul dans l'arène ? On cessera
du moins de le penser, en se rappelant qu'au milieu de
nous, dans la métropole hospitalière qui honore les
nobles revers, et prétend au sceptre du progrès comme
à celui de l'urbanité, ce front, sanctifié par quatre-
vingts hivers et déjà ceint d'un magnifique diadème, n'a
pas été toujours à l'abri de l'outrage.

Les longs jours de Hahnemann n'étaient pas la condition la moins nécessaire de sa grande tâche, et nous
paraissent aussi l'objet d'une complaisance toute providentielle. Quel autre que lui aurait donc pu faire
prévaloir sa découverte, sans d'incalculables retards,
lorsque lui-même, après quarante ans de victoires dues
à ses écrits et surtout à ses admirables traitements, il
ne la voit pas encore partout sur le trône ?

Enfin, la bonté suprême, qui a tout conduit dans cette grande révolution se montre-t-elle d'une manière moins touchante dans le fortuné patriarchat dont elle aime à couronner, par une exception presque unique, la rude carrière de son envoyé?

Non, sans doute, et si d'un côté, l'avènement inattendu de la médecine, cette grande retardataire des sciences physiques, nous présage qu'ici-bas l'ère des vains efforts et des travaux perdus touche à son terme, et que bientôt par conséquent cette autre science, cherchée par tant d'hommes généreux et qui embrasse l'hygiène et la thérapeutique sociale, va bientôt nous être octroyée à son tour, pouvons-nous d'un autre côté ne pas voir les beaux jours actuels de Hahnemann briller comme un autre arc-en-ciel de réconciliation et assurer au monde que désormais ses grands bienfaiteurs ne sont plus condamnés au martyr?

Tels sont, tels sont pourtant les trésors que nous livre, et ceux que nous promet encore la divine munificence, à nous, à ce monde ingrat et insensé qui osa dire si longtemps : Le Dieu de pitié sera toujours sans pitié pour les maladies de ses enfants; il n'y a point de Dieu pour la médecine, il n'y en aura jamais!

CHAPITRE VII.

DES ANTÉCÉDENTS DE L'HOMÉOPATHIE.

Toutes les grandes découvertes, sans exception peut-être, ont, dans la science ou dans l'opinion, des antécédents qui remontent quelquefois même au temps le plus reculé.

L'envie contemporaine n'a pourtant rien à y gagner, car, lorsqu'elle en vient, pour dernier signe d'existence, à les jeter à la tête des inventeurs, elle oublie toujours d'établir s'il est plus glorieux, plus difficile et plus grand de voir seul ce que personne ne peut voir, que de trouver seul ce qui depuis des siècles s'offre à tous les regards, sans attirer l'intérêt ni l'attention de personne.

Ce n'est donc point pour éclairer l'histoire d'une découverte ou en discuter le mérite qu'on a coutume, après coup, d'en recueillir les antécédents : on les groupe soigneusement ainsi autour d'elle pour la rendre plus accessible aux intelligences qu'elle dépasse, pour la vieillir en quelque sorte et atténuer en elle le crime impardonnable d'être du siècle qui la voit naître.

Sous ce rapport il n'est pas inutile de dire quelque chose des antécédents de l'homéopathie.

Un fait incontestable s'est montré de tout temps dans l'exercice de la médecine, c'est la guérison de maladies par des agents capables de causer des maladies analogues. Ainsi un collyre enflammant guérit des ophthalmies, un topique vulnérant guérit des ulcères, un vomitif arrête des vomissements, un purgatif des diarrhées, etc.

Evidemment de telles guérisons ne peuvent dépendre que de la loi des semblables, et attestent que si elle a été reconnue et formulée seulement de nos jours, des œuvres, aujourd'hui bien évidemment à elles, datent de tous les temps.

Fort loin de ces données recueillies par la science, et très-probablement sans aucune filiation avec elles, les mêmes notions se retrouvent non seulement comme faits, mais encore comme érigées en loi, dans les opinions du peuple.

Ainsi, les femmes d'un hameau de la Loire se guérissent de pertes utérines par l'usage de l'herbe à Robert *(Geranium cicutaria)*, sans avoir pu assigner l'origine de ce traitement au docteur Rapou père, témoin du fait, qu'en lui disant : « Nos vaches prennent la même maladie quand elles mangent de cette herbe. »

Ainsi encore, dernièrement, une de nos jeunes parentes se trouvant prise, à la campagne, d'une sorte d'ivresse analogue à celle du *Lolium temulentum*, fut pressée vivement par de bonnes fermières de manger un peu de leur pain où par mégarde s'était glissé assez d'ivraie pour les avoir incommodées. « Il nous a donné un mal qui est tout comme le vôtre, soyez donc sûre qu'il vous guérira, » ne cessaient-elles de lui dire. Moins persuadée qu'effrayée d'une telle proposition, la pauvre enfant eut de la peine à se défendre de ces obligeantes importunités. N'eût-il pas été mieux d'y céder?

La loi des semblables, chez le vulgaire, y est-elle une création spontanée de son intelligence? Alors il faudrait que cette loi fût bien facile à trouver, bien naturelle, bien simple, et qu'elle ne nous eût échappé tant de siècles que grâce à nos habitudes invétérées de tout rendre difficile à force de tout alambiquer, de tout *savantiser*.

Est-elle une tradition? Mais la science n'a jamais possédé la loi des semblables au moins d'une manière à beaucoup près aussi claire et aussi explicite que nous venons de le voir dans le peuple. Jusqu'où remonterait donc une telle tradition, si ce n'est jusqu'à la révélation primitive? Et alors quelle plus belle sanction de l'homéopathie, quel plus auguste antécédent lui reconnaître?

Est-elle un souffle de l'instinct, de cette autre révélation permanente qui fut accordée à notre espèce, comme à toutes les espèces, pour sa défense? L'instinct de l'humanité s'affaiblit chaque jour et s'efface au milieu des développements sociaux ; souvent même il expire avant que l'intelligence n'ait appris à le remplacer. Est-ce lui qui viendrait encore ici d'un dernier de ses rayons que la vieille science n'a pas su voir, éclairer et affermir les premiers pas de la science qui vient de naître?

La loi des semblables, chez le peuple, serait-elle sans affinité avec cette autre opinion vulgaire qui cherche dans les attributions physiques, dans la forme, la couleur, l'odeur d'une substance, l'indice direct du mal auquel elle convient ?

Cette opinion ne se trouve pas uniquement chez l'homme inculte de l'ancien et du nouveau monde ; ce n'est pas chez lui seul que la racine jaune, la poule aux pieds jaunes, sont préférés pour les bouillons du malade qui a la jaunisse ; que les bulbes de l'orchis sont choisis contre les affections des organes reproducteurs, etc. Ces idées, très-nombreuses, très-répandues, et qui se rallient à ce qu'on a nommé *Signatures*, ont été proclamées par des hiérarchies entières de médecins et plus d'une fois par des médecins d'un très-haut rang.

Rappeler à cet égard un texte de l'illustre Rivière, c'est être dispensé de toute autre citation.

Un homme, piqué au visage et au cou par nombre d'abeilles, fut heureusement traité au moyen d'huile de *scorpion*, d'*ail pilé*, de *lait de figuier*, etc. Une piqûre, cependant, au cartilage de l'oreille, conservant des caractères dangereux, Rivière se décide à y appliquer un petit vésicatoire ; car, dit-il entre autres raisons, *la cantharide est une espèce de mouche comme l'abeille*, et le mal disparaît en un quart d'heure ; mais ce n'est point à l'action épispastique du vésicatoire, et telle que d'autres rubéfiants auraient pu la produire, que le succès est attribué, *emplastrum intra horæ quadrantem dolorem omninò submovit, vesicis non excitatis propter moram exiguam*. (Cent. iii ; obs. 14.)

C'est bien encore évidemment à la vague poursuite d'analogies pareilles que ce praticien d'un si rare mérite nous dit ailleurs très-gravement : *Sanguis menstruus mu-liercularum, præcipue bene valentium, odorem calendulæ florum spirat ; hinc conjicio similitudine quâdam substan-tiæ calendulam movere menses.* (Obs. com. ; obs. 30.)

Comment a pu naître pour les ignorants comme pour les savants cette théorie des *Signatures,* cette thérapeutique fondée sur des analogies si superficielles et si lointaines?

La Providence aurait-elle réellement marqué d'un sceau distinctif les substances amies et les substances ennemies de l'homme? D'après plus d'un exemple, au milieu des grandes harmonies de la nature, cette opinion peut avoir de la vérité; mais il faut avouer pourtant que de tels caractères n'ont jamais eu qu'une signification vague et très-générale, incapable de nous guider dans chaque spécialité, ou que notre faculté de les reconnaître a bien dégénéré puisque nous sommes tous les jours trompés par les apparences des objets environnants, et que le *Nimium ne crede colori*, appartient à la sagesse des nations.

Sans donc nous attacher à cette haute question, c'est-à-dire sans la rejeter absolument, malgré les ridicules dont on l'a couverte, et sans partager pour elle l'entraînement des Bernardin de S. Pierre, ce n'est pas à elle que nous croyons devoir rapporter l'opinion des *Signatures,* mais bien à la loi des semblables.

Le peuple, de quelque manière qu'il ait été mis en possession de cette loi, n'a pu l'appliquer jamais que d'après des observations fortuites, comme on vient de le voir par exemple au sujet de *l'ivraie* et de l'herbe à *Robert*; aussi dans la foule des maladies, ignorant quelle substance était capable de les causer, et la loi restant ainsi de nulle valeur pour lui, le vulgaire ne dut-il pas naturellement chercher, dans le médicament, des signes représentant à ses yeux les maux que ce médicament devait causer et montrant dès lors, par là même, ceux qu'il devait guérir? Ainsi, la couleur du suc de chélidoine, ayant rapport avec la jaunisse, aura fait présumer que ce végétal pouvait la donner, et que dès lors il en était le remède.

Dans cette dégénérescence, dans ce travestissement de la loi des semblables, nous ne prétendons pas qu'une logique rigoureuse ait présidé aux développements de l'opinion des Signatures; il y a eu sans doute ici un pêle-mêle, des inconséquences et des associations d'idées de toute origine et de tout genre, puisque pareille chose arrive chez les savants eux-mêmes au sujet de tout principe philosophique, médical ou autre, qui se trouve livré quelque temps aux élaborations de tous. Cependant, malgré les aberrations illimitées où les Signatures, illusoires succédanés des semblables, auront pu entraîner les idées populaires, si le Dieu disparaît plus d'une fois derrière l'idole, l'existence même de l'idole nous atteste celle du Dieu, et peut nous élever encore jusqu'à lui.

Mais comment les mêmes écarts se retrouvent-ils parmi les médecins, sur cette même question des Signatures?

Malgré quelques voix élevées dans la série des âges,

en faveur de la loi des semblables, les médecins ne possèdent point cette loi, puisque de nos jours, quarante ans après sa promulgation, et lorsqu'ils sont riches de plus de faits qu'il n'en faudrait pour la créer, ils n'en acceptent encore qu'un simulacre très-imparfait auquel ils n'ont même songé à donner un nom que très-récemment, celui de *substitution*.

D'où vient donc, chez les médecins, la doctrine des *Signatures ?*

Des opinions qui ont longtemps occupé la scène médicale, et ont eu d'habiles défenseurs, nous semblent fort mal expliquées par les mots, absurdité, ignorance, crédulité de nos pères, commodes imputations au moyen desquelles le nouveau-venu se rend vaniteusement compte des erreurs dont il ne comprend pas l'étiologie et souvent aussi se délivre des vieilles vérités qui le dépassent et l'importunent.

Nous serions donc tentés de croire qu'aux temps primitifs de l'art, aux temps où les médecins étaient encore peuple, ils possédaient, comme le peuple, la loi des semblables, sans pouvoir l'utiliser plus souvent que lui, puisque l'art de l'expérimentation, en tout genre, dont le peuple est toujours dépourvu, est de création très-moderne, dans toutes les sciences.

La médecine primitive dut ainsi, comme le peuple, chercher dans les Signatures de quoi suppléer à ce qui lui manquait, pour que la loi des semblables fût applicable au plus de cas possible, et transmettre aux âges suivants cette doctrine dont nous avons vu, très près de nous, des vestiges encore si prononcés.

Dans cette allure de la science, la loi des semblables dut rapidement, par son peu d'usage direct et réel, s'atrophier et s'oublier, bien plus généralement et bien plus vite que dans le peuple, chez les médecins entraînés à la recherche de toute autre chose, séduits successivement par les promesses de toutes les sciences, et bercés de tant d'espérances étrangères à la loi des semblables.

Ainsi, cette loi a dû s'effacer en médecine, en se bornant à donner de loin en loin, chez quelques auteurs excentriques, de fugitifs signes de vie, et en laissant régner encore longtemps à sa place la doctrine des Signatures, rejeton abâtardi d'une tige desséchée.

Il ne nous est pas donné d'approfondir ici cette question, mais nous avons cru pouvoir hasarder, sous toute réserve, nos idées à cet égard, et nous ne saurions nous empêcher de penser que des recherches attentives, sur ce point, dans les bibliothèques médicales, et surtout des investigations soutenues au sein des peuplades les plus isolées et les plus neuves, seraient bien dignes d'intérêt pour la philosophie de l'esprit humain et pour la thérapeutique.

Les médecins se sont depuis 150 ans fort égayés aux dépens des Signatures et de leurs partisans. N'aurait-il pas mieux valu soupçonner quelque chose de sérieux et d'important, derrière elles, et les considérer comme un mythe nébuleusement déployé autour de quelque principe positif et fécond, principe auquel Rivière et tant d'autres habiles médecins croyaient obéir en ne poursuivant que son fantôme ?

Cela eût semblé bien plus probable encore si l'on eût fait attention que la doctrine des Signatures se distinguait de toutes les autres par un caractère éminemment médical, celui de placer la thérapeutique sur ses deux véritables bases, le *remède* et le *mal* et celui de chercher le remède en le comparant directement avec le mal, sans hypothèse intermédiaire.

Cette comparaison, mal faite et roulant sur des analogies frivoles, est-elle d'ailleurs plus ridicule que ces analogies tant cherchées par les modernes entre les qualités physiques d'une substance médicamenteuse et celle d'une autre?

Par le premier procédé, c'est au moins à la poursuite d'un remède qu'on marchait, et c'est à lui qu'on aurait pu tôt ou tard arriver, en suivant toujours le même but, mais en comprenant enfin qu'il fallait le chercher dans d'autres analogies que dans celle des Signatures.

Le second procédé, celui dont on fait encore tant de bruit, celui qui propose comme fébrifuge une plante qui est amère, à l'exemple du quina, etc., ce procédé n'a trouvé et ne trouvera jamais de remède, mais seulement de douteuses doublures ou sous-doublures de remèdes.

En un un mot, la confrontation, même vicieuse, d'un médicament avec un mal, s'adresse au cœur de la vraie question médicale, la confrontation de deux médicaments ne fait que papilloter à l'entour, et tandis que celle-ci ne peut jamais rendre que des services très-subalternes; l'autre montre du moins le but qu'il faut toucher.

De nos jours il n'est plus question de Signatures dans les écoles, mais elles n'en sont pas plus avancées, et n'en persistent pas moins à méconnaître la loi des semblables, quoique les faits accumulés par le temps en sa faveur les débordent de partout.

En France, il y a déjà vingt-trois ans que le docteur Sainte-Marie de Lyon crut arrivé le moment de coordonner ces faits et d'en extraire une grande loi ; l'homéopathie datait alors de vingt ans au moins ; mais tout porte à penser que l'auteur lyonnais n'en avait aucune connaissance.

« Il est certain, » dit Sainte-Marie, « que nous « guérissons quelquefois en agissant dans le sens même « de la nature, et en complettant, par nos moyens, « l'effort salutaire qu'elle a entrepris et qu'elle n'a pas « la force d'achever. »

L'auteur, à l'appui de cette proposition, rapporte des guérisons de diarrhées par des purgatifs, de sueurs meurtrières par des sudorifiques, de fièvres comateuses par de l'opium, d'épilepsie même par des arcanes causant des accès épileptiques, et il termine ces citations nombreuses par ces remarquables paroles : « Il est impossible que ces faits ne soient que d'heureux hasards ; ils se rattachent indubitablement à quelque *grande loi thérapeutique* que j'ai peut-être entrevue dans le principe ci-dessus établi, mais qui reste encore à mieux déterminer que je n'ai pu le faire (*Nouveau Formulaire médical*, par Étienne Sainte-Marie ; Paris et Lyon, février 1820). Or, Sainte-Marie, que nous avons perdu il y a près de

quinze ans, était un praticien du premier ordre, une
tête médicale richement meublée et fortement organisée ; tout le midi de la France peut l'attester encore,
si la haute baronie médicale n'en a jamais rien su ,
trop occupée qu'elle est d'elle-même, avec tant de raison,
et de la foule de ses grands hommes.

Ces réflexions de Sainte-Marie ont été comme non
avenues pour les chaires médicales ; en sorte qu'après
lui nul de son école n'a plus songé à cette *grande loi
thérapeutique* qu'il avait invoquée et presque touchée
du doigt. C'est donc bien par la seule force des choses
que la médecine rationnelle enregistre chaque jour
et publie de nouvelles données favorables à la loi des
semblables, et qui dès lors en sont de vrais antécédents,
même longtemps après sa promulgation, pour les hommes
dont l'ouïe est dure.

C'est plaisir ou pitié de voir nos savants accumuler
ainsi, dans l'intérêt de l'homéopathie, et bon gré malgré eux , des faits qui la proclament, et s'obstiner en
même temps à ne pas voir les évidentes et admirables
conséquences de ces faits pour la richesse et la certitude
de l'art.

MM. Trousseau et Pidoux , par exemple , voient-ils
des purgatifs guérir des diarrhées ; ils ne diront plus,
il est vrai, comme on l'a dit souvent pour d'autres faits
de ce genre, que ce sont des exceptions, des bizarreries,
des curiosités, au contraire ils ont l'air enchantés de pouvoir se rendre une espèce de compte de ces guérisons
en les assimilant à beaucoup d'autres qu'ils attribuent

sous le nom de *substitution*, à l'influence de la maladie artificielle sur la maladie combattue.

Mais le seul résultat que, manœuvres inintelligents ou boudeurs, ils tirent de cette puissance médicatrice du purgatif, c'est tout uniquement de prémunir leurs élèves contre le choix, en traitement pareil, d'un médicament trop actif ou de trop longue action ; et ne craignez pas qu'ils aillent jusqu'à leur dire : « Puisque le purgatif guérit une diarrhée analogue à celle qu'il est capable de causer lui-même, étudions avec le plus grand soin la diarrhée que produit chaque purgatif, chaque minoratif, chaque drastique, et dans tous les cas de diarrhée que nous aurons à traiter, choisissons le remède, non d'après l'énergie seulement et la durée de son action, caractères plus ou moins vagues, généraux et très-insuffisants pour toute spécialité donnée, mais d'après la plus grande analogie possible de tous les effets de ce remède, avec tous les symptômes du mal à combattre. Ainsi s'utiliseront enfin les purgatifs nombreux qui dorment entassés dans nos pharmacies, et dont chacun pourra trouver en temps et lieu son application spéciale et certaine. »

Non, ces messieurs ne disent rien de pareil, rien qui en approche, ils n'y pensent pas, ou plutôt ils font tous leurs efforts pour ne pas y penser.

Bornons-nous à ce peu de pages sur les antécédents de l'homéopathie ; elles nous montrent assez que la loi des semblables ne manque, pour s'introduire dans le monde médical, ni de faits avérés par la vieille science, ni d'imposantes autorités dans les écoles rationnelles. Reconnaissons donc que ceux qui repoussent avec dédain l'examen de l'homéopathie, ne peuvent le faire sans dédaigner en même temps des documents certains, des autorités graves de leurs écoles, et l'autorité de faits accumulés et publiés par eux-mêmes.

Ceci nous laisse pressentir aisément à quel genre d'opposition nous devons nous attendre.

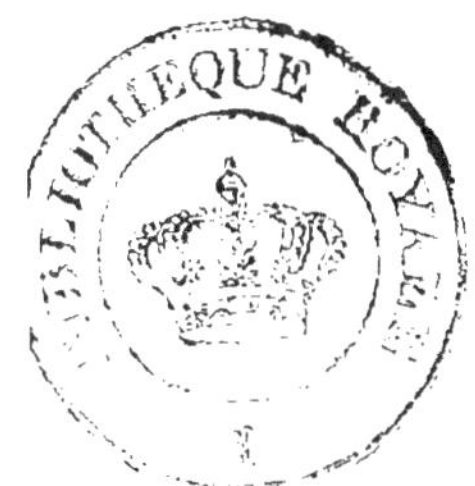

7

CHAPITRE VIII.

OPPOSITION.

L'aversion du corps médical pour nos doctrines s'est montrée généralement ce qu'elle devait être sous l'empire éternel des passions subalternes, mais elle a été privée de ces efforts scientifiques et de cette énergie qui, dans d'autres luttes, ont, plus d'une fois, attesté des convictions sincères et de profondes études parmi les défenseurs des plus mauvaises causes. Les agressions de nos adversaires montrent partout le peu de confiance et de prix qu'ils attachent à leurs propres doctrines, et l'irrémédiable décrépitude de la médecine conjecturale. Ils n'ont pas même eu la velléité d'engager avec l'homéopathie une lutte savante et sérieuse. Epigrammes abdéritaines, commérages, tracasseries mesquines, sourdes vexations, voilà de quoi se compose presque exclusivement la guerre sans dignité qu'ils nous font cependant avec persévérance, dès le principe ; et le public, en les voyant, dans cette misérable arène, employer de tout autres armes que celles du savoir, n'est que trop disposé à croire qu'ils y défendent aussi de tout autres intérêts que ceux de la science. Forcé d'entrer à cet égard dans quelques détails, nous devons avant tout faire la part d'un certain nombre d'honorables médecins demeurant plus ou moins éloignés de nous, bien que leur place légitime fût dans nos premiers rangs.

Nous voulons parler de ces praticiens qui, livrés sérieusement aux plus difficiles, aux plus graves travaux de l'étude et de l'exercice de l'art, sont dignement représentés et résumés, dans la haute sphère, par les Recamier, les Lordat, les Cayol. Comment de tels hommes, vraiment hippocratiques par le caractère et par les dons de l'intelligence, n'ont-ils pas aisément compris que l'homéopathie, loin d'être une hostile invasion de leur domaine, était l'admirable couronnement de ce vitalisme dont ils ont propagé et enrichi les belles traditions, et qui a jeté sur toute leur carrière tant de sollicitude, tant de charmes et tant de gloire?

La découverte de spécifiques nouveaux et la connaissance du meilleur emploi de ceux dont on sait quelque chose, ont été sans doute l'un des premiers vœux de ces hommes habiles et bienfaisants; mais une indication certaine et précise garantie à tout spécifique; mais un moyen positif, simple et assuré de découvrir tous les spécifiques encore inconnus; mais tout un art de guérir fondé sur ce moyen; une telle perspective n'a jamais pu s'offrir à ces penseurs que comme un rêve encore plus désespérant que magnifique.

Ainsi plongés, sur un pareil avenir, dans le découragement universel, traditionnel et complet de toutes les écoles, et disposant d'ailleurs avec une rare sagacité des spécifiques admis avant eux ou proposés par eux-mêmes, ils ont dû, pour la plus grande partie de leur tâche, se vouer entièrement à la médecine des conjec-jectures, comme à la seule possible à leurs yeux, afin d'en obtenir, à force de combinaisons savantes, quelques incertitudes de moins, quelques services de plus. Et c'est au milieu de cette lutte énergique, infatigable et d'autant plus enivrante qu'elle est plus aléatoire, c'est quand elle absorbe toutes leurs facultés, quand leur doctrine, ouvrage de tant de veilles, s'est asservi toutes leurs habitudes, et s'est invariablement constituée la borne de toutes leurs espérances, c'est alors qu'une voix inconnue vient les frapper de ces étranges paroles :

« Peines perdues ! Votre mine est ingrate ; vous y « succomberez tous en vain, comme les géants qui vous « y ont devancés. Mais l'autre mine est ouverte ; celle « dont le nom seul fut de tout temps l'humiliation de « l'art, celle que trente siècles n'ont pas eu le courage « d'aborder ; elle est ouverte, il y a place pour tous, « ses inépuisables trésors vous attendent, venez ! Les « temps de la médecine conjecturale sont accomplis, « ceux de la médecine positive commencent. »

Non, il n'est pas donné à la nature humaine de se prêter aisément à de pareilles transitions, et l'homéo-pathie était trop haute, trop imprévue, elle apportait trop à la fois pour ne pas être accueillie avec incrédu-lité chez de tels savants, nourris d'ailleurs à la méfiance par les innombrables déceptions dont leur carrière a été nécessairement remplie.

Mais, s'ils n'ont pu se livrer à l'examen de nos doctrines, n'en ont-ils pas en quelque sorte légué la tâche avec leurs inspirations, à l'un de leurs jeunes émules et de leurs plus habiles disciples? Plus vigoureux, plus flexible, moins courbé sous le joug des habitudes et des années, le professeur de pathologie générale de Montpellier, Risueño d'Amador, vient en effet de rattacher, d'une manière savante, originale et juste, l'homéopathie à ce vitalisme qui est la gloire inaltérable de Montpellier, et il a fait voir à ses nombreux élèves le long enfantement de l'art de guérir, en déployant à leurs yeux cette chaîne magnifique dont Hippocrate et Hahnemann sont le commencement et la fin, et où les Bordeu, les Barthez, les F. Berard, les Lordat brillent en riches anneaux.

Ainsi, ce que les lois immuables de l'esprit humain ne permettaient guères d'attendre des praticiens éminents dont nous parlons, se trouve déjà noblement exécuté par un de leurs enfants, un de leurs plus légitimes continuateurs. Imbu de leurs traditions, dépositaire de leurs doctrines, son enseignement est encore leur enseignement, et nous donne le droit précieux de les voir avec nous, bien loin de les présumer dans les rangs opposés. Malgré le peu de sympathie des Macquer et des Baumé pour l'admirable chimie pneumatique, n'en relève-t-elle pas moins d'eux, par tout ce que leurs savants laboratoires lui ont formé de disciples habiles, comptés bientôt parmi ses plus illustres défenseurs?

Quittons donc ces hautes régions où nous ne pouvons avoir que des amis, et allons chercher beaucoup plus bas nos véritables adversaires.

Que des gros bonnets de la Faculté, en renom chez les physiciens ou les chimistes, aient pris l'homéopathie pour but de leurs folles invectives, ce n'est guère le cas d'y faire attention, mais qu'à l'instar de ces médecins honoraires, des praticiens véritables, des chefs de clinique, des professeurs de pathologie, se soient, sans vouloir nous connaître, élevés contre nous, dès le premier jour jusqu'à celui-ci, avec une brutale et invariable âpreté, cela peut étonner surtout à une époque où la libre discussion sur toute sorte de sujets n'interdit plus l'urbanité, et où le besoin de quelque chose de radical qui manque à la médecine est partout senti plus profondément que jamais.

L'état des prétentions individuelles de notre époque peut nous aider toutefois à comprendre une telle conduite.

Le sceptre une fois tombé des mains de Broussais, nulle pensée médicale n'a pu s'élever à la domination ou en d'autres termes, aucune des nombreuses erreurs professées dans les écoles ne se trouve mêlée d'assez de vérités pour séduire quelques instants la foule et soutenir le poids d'une bannière.

Le corps médical ainsi fractionné, en quelque sorte par tête, chacun, un peu moins sceptique pour ses propres idées que pour celles d'autrui, s'y constitue fièrement le chef d'une école dont il est en même temps à peu près le seul disciple ; chacun ne doit-il pas dès lors se sentir personnellement offensé, personnellement menacé de déchéance à l'annonce de toute innovation? Voilà peut-être pourquoi tant d'illustres inconnus, tranchant du suzerain dans leur île de Barataria, se sont armés d'une indignation ridiculement princière contre l'homéopathie, et ont violemment repoussé, comme dérogeance, le moindre examen de ses titres.

Ce pêle-mêle disparate et indiscipliné de hauts barons avait besoin d'une tactique facile et à portée de tous, et c'est dans une mitraille de dénégations insoutenables et de mauvais propos qu'ils l'ont aisément trouvée, avec une touchante et rare unanimité.

Traiter nos doctrines d'absurdes, pour avoir le droit de ne pas les examiner et pour se dispenser de les combattre, ne suffisait cependant pas ; il fallait se délivrer surtout des succès de l'homéopathie qui parlent si haut pour elle, et c'est à cela que les plus intrépides se sont dévoués, en attribuant toutes les guérisons de l'homéopathie à l'imagination, au régime, à la nature.

L'IMAGINATION? Si le don d'obtenir par elle les succès des homéopathes était le résultat du merveilleux de nos globules, tous les médecins ne devraient-ils pas mettre aussitôt sous cette forme leurs juleps et leurs potions?

Malheureusement nous sommes loin de posséder, dans l'exiguité de nos doses, un moyen de dominer l'imagination et de la faire servir au bien de nos malades. Nos doses sont au contraire le plus grand obstacle que nous ayons à vaincre dans la pensée publique, au moins au début de tout traitement. *Je ne saurais imaginer que si peu de chose puisse me guérir*, nous disait-on tous les jours, il y a encore bien peu d'années ; heureux même quand on ne nous disait pas presque aussi souvent : *Je ne saurais imaginer comment si peu de chose m'a guéri*. Tout nous eût donc fait une nécessité d'abandonner nos petites doses, s'il nous eût été possible d'adopter, avec la loi des semblables, des doses dont le vulgaire de tous les rangs croit mieux comprendre le pouvoir. C'eût été là, par-dessus le marché, le coup de partie qui eût mis hors de combat tous nos adversaires, puisque c'est sur nos doses que roule à peu près exclusivement toute leur polémique.

Nous continuerons donc à être fidèles à nos doses, dans l'intérêt de l'humanité et malgré leurs inconvénients pour nous ; et vous, Messieurs, vous continuerez à vanter le pouvoir de notre posologie sur l'imagination, pouvoir si extraordinaire, ne manquez pas de l'ajouter, que c'est par l'imagination de la mère que nous guérissons ses petits enfants, et que c'est par l'imagination du fermier que le vétérinaire homéopathe lui guérit ses chevaux et ses bœufs.

Le Régime? Mais il fallait donc que le vôtre fût bien mauvais, s'il nous a suffi de le changer pour prendre dans l'opinion toute la place que vous ne cessez d'y perdre. Le fait est que notre régime, simple, nourrissant, sobre et naturel, serait très-souvent dangereux pour nos malades, s'ils n'étaient mis, par nos médicaments, en état de le supporter. Nous ne vous conseillons certes pas de traiter, par exemple, vos gastritiques et vos gastralgiques avec des tranches de bœuf et de mouton ; vous ne l'avez que trop essayé, depuis que notre régime, avec ce qui l'accompagne, vous fait tourner la tête ; mais ce régime, heureux dans nos mains, est meurtrier ou impossible dans les vôtres ; expliquez donc cette différence par la nullité de nos médicaments !

La Nature ? C'est elle qui produit surtout, à la garde de Dieu, au dire de nos adversaires, les guérisons dont le public fait honneur à l'homéopathie.

Remarquons bien que plus l'homéopathie a de succès dans l'opinion, et plus aussi la médecine expectante acquiert de valeur auprès de nos antagonistes ; et admirons combien nous avons porté bonheur à l'expectation dès qu'on a eu déclaré que nous étions des expectants.

Qu'était la médecine expectante, il y a huit ans, pour l'Académie de médecine ? Une méthode dont elle signale les dangers mortels *dans les cas fréquents et graves où la médecine peut faire autant de mal en n'agissant point qu'en agissant à contre-sens.*

Alors l'homéopathie n'était connue à Paris que de cinq ou six médecins, ses *revers* n'avaient encore affaibli la clientèle de personne ; c'était donc de sa nullité qu'il fallait surtout montrer le danger, dans des cas *fréquents* et *graves. (V. note* C *à la fin.)*

Les choses ont bien changé en si peu de temps : l'homéopathie est toujours, selon ces messieurs, une médecine qui ne fait rien ; mais la médecine qui ne fait rien est devenue, selon eux, la première de toutes ;

Faites comme les homéopathes, ne faites rien , laissez agir la nature , et vous verrez miracles, s'écrie l'orateur de l'école de Paris, au milieu d'une grande assemblée médicale (*Gazette des Hôpitaux*, 5 novembre 1842), et, dans son zèle pour cet art sublime de ne rien faire , il proclame hautement les merveilleux succès de je ne sais quel charlatan de sa connaissance, qui, pendant de longues années , se fit à Paris une position magnifique, en ne traitant jamais malade qu'avec un peu d'eau distillée...

Comment donc une école si connue par la remuante activité de sa thérapeutique , a-t-elle pu descendre ainsi jusqu'au suicide, en décernant, en 1842 , des honneurs inouis à cet art de ne rien faire, signalé comme si funeste, en 1835, par l'Académie de médecine?

Ne serait-ce pas tout simplement parce que les succès de l'homéopathie , de plus en plus nombreux, effraient enfin tout de bon ses détracteurs, et que dans l'espoir de quelques jours encore de répit , il leur faut diviniser le néant, plutôt que de reconnaître en elle quelque chose, contrairement à l'infaillibilité de leurs décisions antérieures ?

Mais se sont-ils réellement assurés que nous n'étions que des expectants , ou plutôt y ont-ils sérieusement pensé ? Comprenons-les bien.

Veulent-ils dire que les homéopathes ne font rien avec la certitude de ne rien faire, quand ils prescrivent des médicaments ; ou veulent-ils dire qu'en les ordonnant ils croient employer des moyens actifs de guérison ?

La première de ces deux suppositions est impossible : personne au monde ne pensera que quatre ou cinq mille homéopathes, de tous les pays, et dont un très-grand nombre est entouré d'une considération longuement et justement acquise, s'entendent comme un seul homme pour garder ce lâche et burlesque secret de comédie, sans défection, sans indiscrétion aucune, sans découragement, sans remords ; que tous s'accordent à merveille, pour se livrer à des voyages dispendieux, à de longues et pénibles études, s'embarrasser d'une bibliothèque nouvelle, alimenter et soutenir cinquante journaux homéopathiques, en Allemagne, en Hongrie, en Pologne, en Angleterre, en France, en Italie, en Sicile, en Suisse, en Espagne, aux Etats-Unis, en Belgique, et le tout pour jeter un voile sur l'odieuse et funeste nullité de leur école. Cette supposition serait encore plus absurde qu'infâme, et répondre à nos adversaires, c'est déclarer que nous les en croyons incapables.

L'accusation ne peut donc être que celle-ci : Les homéopathes n'emploient rien contre les maladies, bien qu'ils croient leur opposer des remèdes puissants.

Pour le public et pour nous, la supposition de tant d'imbécillité est un peu forte, et il faut avouer que le terrain est assez mal choisi pour la faire.

Tout s'efface et disparaît bien vite, il est vrai, sur le sable mouvant des écoles rationnelles, et l'orateur de celle de Paris a probablement bien raison quand il accuse son auditoire de ne pas connaître les avantages de l'expectation. Tiraillés, martyrisés par les vésicatoires d'un enseignement, les purgatifs d'un autre, les saignées coup sur coup de celui-ci, les chiffres de celui-là, comment voulez-vous que les élèves aillent se douter seulement des conseils de Stahl et de son rigide *expecta!* Comment exiger même qu'ils sachént quelque chose du récent et beau règne de ce Pinel dont la sagesse et la gloire vivent toujours pleins de jeunesse dans ses éloquents écrits.

Mais est-il juste de nous confondre avec les populations anarchiques des écoles actuelles? Près de la moitié des homéopathes français sont des vieillards élèves de Pinel, de Corvisart, de Barthez et de Bichat. L'expectation, qui selon vous s'improviserait à grand bruit dans le monde, sous le nom d'homéopathie, était passablement connue d'eux, dans son fort et dans son faible, quand ils se sont donnés tant de peine pour devenir homéopathes.

L'expectation avait alors, depuis 25 ou 40 ans, la plus grande place dans notre pratique à tous, et le public comprenait toujours mieux l'avantage de faire le moins possible, au milieu des orgies incessantes et passagères des systèmes que la mode soulevait autour de nous.

Concevez-vous bien ce qu'il a fallu d'idiotisme chez nos malades et chez nous pour nous faire troquer une méthode qui nous était si bien connue et dont le public nous savait gré, contre une méthode qui, au prix de tant de peines et de travaux, ne pouvait nous donner rien de plus que ce que nous obtenions si naturellement avec la limonade vineuse et l'eau d'orge!

N'en obtenir rien de plus, c'est trop peu dire, car avec l'homéopathie, si elle n'est rien, il a fallu aussi nous accoutumer et nous résigner, ainsi que nos clients, à obtenir beaucoup moins que par nos anciennes méthodes.

Le médecin le plus expectant emploie mille moyens de soulager, de combattre, partiellement au moins, quelques pénibles symptômes, sans troubler d'ailleurs le travail essentiel de la nature. Ces gouttes d'éther, cette potion calmante, cette infusion de pavots, ce topique anodin, etc., il a fallu sans miséricorde renoncer à tous ces procédés, petits auxiliaires souvent précieux et demandés par le malade avec instance.

De plus, le médecin le plus expectant cesse indispensablement de l'être en présence de certaines indications manifestes et contre des périls imminents.

Que voulez-vous donc faire de l'expectation contre la syphilis, qu'en ferez-vous contre le croup, contre les violentes phlegmasies, les névralgies faciales, etc.? Et pourtant tous ces maux, lorsque nous avons à les traiter, ce qui est fréquent, il nous faut nécessairement, oubliant les services que nous ont rendus en pareil cas mercure, vomitifs, vésicatoires, saignées, opium, pilules de Méglin, etc., nous habituer à tout perdre, sans jamais soupçonner que nos globules n'y peuvent rien! Et la société, et les familles seront abruties au point de ne pas compter tant d'inévitables revers et de se livrer toujours plus à cette médecine effroyable!

Connaissez-vous donc quelque part une population

assez hébétée pour que les homéopathes, dans votre hypothèse, puissent soutenir la moindre concurrence, avec la plus chétive de toutes les méthodes, la plus chétive ayant encore quelques moyens de soulager, même de guérir là où la nature ne fait rien?

Et cependant l'homéopathie soutient partout cette concurrence avec honneur, et occupe chaque jour plus de terrain, en France depuis douze ans, en Allemagne depuis quarante, c'est-à-dire depuis bien plus de temps qu'il n'en a fallu à vos écoles les plus vantées pour naître, vivre et mourir.

Selon vous, c'est en guérissant des maladies guérissables d'elles-mêmes que l'homéopathie gagne ainsi, sans frais, ses éperons : mais vous savez bien que nos doctrines, si étranges d'abord pour tout le monde, et si rudement pourchassées de vos anathèmes, dans vos chaires, et de vos aménités fraternelles dans tous les replis de la société, ne sont guères invoquées, les premières fois, qu'en désespoir de cause et lorsque les anciennes méthodes n'ont fait que changer le mal en pis. Non, certes, ce n'est pas pour des maladies insignifiantes qu'on s'est résigné à réclamer ainsi le secours de nos *absurdités*, comme ce n'est point non plus par des succès vulgaires que le public a appris si généralement et si vite à comprendre que ces absurdités n'en sont pas, et à vous laisser bientôt seuls en possession du triste droit de ne rien apprendre de l'expérience et du temps.

Vous êtes par trop goguenards, en vérité, quand

vous faites semblant de ne pas voir ces choses comme tout le monde les voit; vous ne l'êtes pas moins dans cet idiotisme impayable dont vous nous gratifiez en masse pour nous faire faire, contre vents et marée, de la médecine expectante sans jamais nous en douter : ne sentez-vous pas qu'il vous faut pour cela des hommes tout exprès, et que nous sommes assez peu disposés à vous les fournir ? Ainsi, dans le cercle étroit de nos relations personnelles, est-ce par hasard à Pétroz que vous voudriez en remontrer sur la médecine expectante ou agissante, à ce praticien consommé que révère et chérit depuis près de quarante ans, une clientelle éclairée et ne le cédant en rien à aucune des vôtres ? Vous flatteriez-vous d'en apprendre davantage à Croserio, à Léon Simon, Mollin, Davet, Dorosko, et à vingt autres qui vous environnent et se font honorer dans notre école comme ils se sont fait honneur dans la vôtre ? Auriez-vous plus de prétention auprès du sage et savant Dunal, l'ami, le digne panégiriste de Decandole et le doyen de la faculté des sciences de Montpellier ? Ou bien serait-ce au vénérable Bardet de Bernex, déjà prosecteur à l'école de Paris, quand Bichat était sur les bancs et que vous n'y étiez pas encore ? Aurait-ce été à Dufresne, cet homme si regrettable qui, après avoir été un des premiers élèves de Montpellier, exerçait depuis quinze ans la médecine avec dignité, savoir et succès, au milieu de la belle faculté de Genève, et qui dès lors, embrassant l'un des premiers nos doctrines, les a servies avec une ardeur et par des travaux qui ont abrégé sa vie? Ou bien serait-ce le docteur Charles Peschier que vous appelleriez sur vos bancs, au lieu de vous souvenir des leçons qu'il vous a données plus d'une fois dans de savants et vigoureux écrits et notamment dans ses lettres au professeur Louis et au professeur Forget?

Y a-t-il à Naples quelqu'un qui n'eût pitié de vous, si vous alliez dire que le vénérable octogénaire Mauro, le profond de Romani, et leur digne ami de Oraciis, ex-premier médecin du roi de Naples, ex-président de l'Académie de chirurgie, ne connaissent pas la portée de la médecine expectante? Scriez-vous mieux reçus en Allemagne, si vous en disiez autant des Stapff, des Veith, et de tant d'autres homéopathes justement honorés de la société qui les entoure? Si vous les connaissez comme elle, il vous est impossible de les juger autrement, et pourquoi les juger si vous ne les connaissez pas?

Nous voudrions bien en avoir fini avec toutes les pauvretés de nos adversaires, malheureusement il ne nous reste encore que trop à en parler.

On allègue assez souvent contre nous le grand nombre de nos ennemis et le petit nombre de nos défenseurs parmi les célébrités académiques et universitaires.

Si l'allégation était démontrée elle ne prouverait rien contre nous, car ce sont toujours les hommes en place ou en réputation qui retardent l'admission des grandes découvertes. La foule, venteuse et criarde, leur prête sans doute son infidèle appui jusqu'au jour de leur défaite, mais aurait-elle seulement songé à la lutte, sans eux? Eût-on bafoué la mémoire de Copernic, même encore trente ans après sa mort, si des plus illustres astronomes de l'époque n'avaient chauffé cette œuvre d'iniquité? Et la circulation pouvait-elle ne pas être partout admise en un seul jour, si les Riolan ne lui avaient opposé tout le prestige de leur nom?

L'assertion dont il s'agit, fût-elle vraie, ne dirait donc rien contre nous; mais elle est loin d'être fondée. Il est déjà très-large le tableau des homéopathes qui, en Europe et en Amérique, jouissent d'une grande réputation et remplissent de hauts emplois; si la France n'est pas encore aussi riche que l'Allemagne, à cet égard, songez donc que le nom même de l'homéopathie n'était pas connu des Français il y a douze ans, lorsque notre vénérable doyen, le docteur Desguidi, commençait à la pratiquer à Lyon, et à lui ouvrir la voie par de brillants succès; et voyez le terrain qu'elle a conquis dès lors dans toutes nos cités et dans nos campagnes.

Serait-il bien vrai d'ailleurs, comme on ne peut guère en douter, que des instances, des improbations, et jusqu'à des mesures vexatoires, oseraient se mêler de la question, et poursuivre nos doctrines dans les chaires de la science, sur les bancs de l'auditoire et même au sein de la médecine militaire?

Puisque les chefs de l'enseignement médical ne sauraient s'arroger la dictature de l'art et l'arbitrage de ses destinées, responsabilité dont Hippocrate lui-même repousserait le fardeau, qu'ils veuillent bien laisser le cours des choses à sa pente naturelle. Que tout professeur puisse largement nous défendre, comme il peut nous attaquer ; que les thèses d'un candidat soient combattues par des arguments, au lieu d'être écartées par la prépotence ; et que le médecin des armées puisse au moins, dans sa rude carrière, adopter la thérapeutique dont sa conscience aura fait choix. Dieux olympiens de l'administration médicale, pouvons-nous, comme Ajax, nous écrier : Combattez contre nous, mais combattez au grand jour. Que le réseau ténébreux de vos comminations et de vos défaveurs n'obscurcisse plus le champ de bataille, et venez alors nous compter !

Tout ceci mettra mieux à même de comprendre la portée d'une éclatante sortie que vient de faire contre nous le professeur de thérapeutique de Paris, dans une grande réunion médicale dont nous avons déjà parlé. (V. *Gaz. des Hôp.* citée.)

Ce professeur avait dit de notre école, il y a trois ans : *Aujourd'hui que l'engouement est passé et qu'il n'y a plus de courage à entrer dans une lutte facile, contre un ennemi désarmé par le ridicule et par l'insuccès,* etc. (Thérapeutique de T. et P., 2ᵉ éd., pag. 461.) Mais voilà que plus importuné que jamais de nos *insuccès,* il croit pouvoir, sans trop déroger, faire aujourd'hui preuve de courage contre nous, dans un discours solennel dont il accorde la moitié des honneurs aux doses hahnemanniennes, car il sait tout cela de l'homéopathie, et dont il emploie l'autre moitié à fustiger toutes les doctrines rationnelles du jour, en maître qui les connaît bien, et à les réduire, hommes et choses, à la plus mince valeur.

Ce discours incroyable serait, à tous égards, comme on le voit, une excellente aubaine pour nos doctrines, sans les personnalités qui le déshonorent et dont nous sommes trop navrés pour avoir la force de nous réjouir du bien qu'elles doivent nous faire auprès des esprits droits et des nobles cœurs.

Aussi le professeur a-t-il beau s'épanouir la rate et s'écrier en goguette : « Riez, Messieurs ; eh, de grace, riez donc de l'homéopathie, » nous n'avons pas nous-mêmes le courage de rire de ce facétieux auxiliaire ; vous n'en riez pas non plus, jeunes et généreux auditeurs, auxquels on ne craint pas de parler ainsi ; non, vous pleurez bien plutôt de voir le génie des Tabarin se prélasser sous la toge vénérable des Hallé, des Corvisart et des Pinel. Oui, pleurez, pleurez surtout d'indignation et de honte, lorsqu'un subalterne Aristophane entreprend sans pudeur de vous initier au mépris de vos maîtres, au mépris de la conscience et des études sérieuses, en traînant sur ses tréteaux et en proposant à vos risées des confrères, des collègues, des professeurs, ses égaux, dont le tort est de ne pas rire quand il s'agit de la vie des hommes, et d'obéir, comme Socrate, à des convictions méditées, profondes et saintes !

Et quel moment choisit-on, grand Dieu! pour s'abandonner à ces déplorables extravagances? Le moment où l'homéopathie touche au terme de ses épreuves, le moment où elle pénètre, par tous les pores, jusqu'au cœur de la médecine régnante, le moment ou l'allopathie n'est plus qu'un linceul, et où tout ce qui a du mouvement, tout ce qui vit, marche et respire dans les écoles rationnelles est animé du souffle seul de l'homéopathie! Nous allons en juger.

CHAPITRE IX.

PROPAGATION.

Quoique le nombre des homéopathes grandisse chaque jour avec une progression constante, ils n'en sont pas moins encore en minorité dans la république médicale. Cette minorité est déjà toutefois bien imposante, si l'on considère la jeunesse et l'étrangeté de l'homéopathie, les longues difficultés de son étude, la rareté des établissements où elle est enseignée, et les hostilités qui la suivent partout et même partout la devancent; les homéopathes d'ailleurs ne forment-ils pas entre eux tous un faisceau homogène et compact qui l'emporte évidemment sur chacune des écoles contemporaines morcelées sans fin autour d'eux?

Mais le nombre des homéopathes n'est, après tout, qu'une faible partie des conquêtes de l'homéopathie : elle pénètre, elle remue, elle soulève le monde médical entier, elle se l'attire irrésistiblement, alors même qu'il se révolte le plus contre elle, et bientôt elle n'aura plus que son nom à lui imposer quand il se flattera de pouvoir encore la vaincre. La Providence veille ordinairement ainsi à l'exécution de ses plans, et ce n'est point en transformant tout-à-coup des générations entières qu'elle assure les grandes évolutions de l'humanité. Les Huns et les Vandales se glorifiaient encore follement d'être des Vandales et des Huns, quand le souffle du christianisme en avait déjà fait, à leur insu, des chrétiens auxquels il ne manquait que le baptême.

Grace à l'homéopathie, des modifications heureuses s'introduisent dans le régime prescrit par la médecine ordinaire ; des remèdes presque oubliés, comme l'arnica, la pulfatille, le thuya, et bien d'autres, y reprennent faveur ; les formules y deviennent graduellement plus simples, et les doses, en général, s'y amoindrissent.

Mais deux remarquables tendances dominent tous ces détails, et attestent, d'une manière plus évidente, que l'homéopathie travaille partout victorieusement à la grande régénération médicale.

La première de ces tendances est ce besoin de spécifiques dont tout le monde semble préoccupé ; chaque feuille médicale en annonce régulièrement quelques uns ; l'on aurait honte aujourd'hui de proposer un nouveau stimulant, un nouvel antispasmodique, un nouveau calmant ; et pour attirer quelqu'intérêt sur le moyen qu'on préconise, on sent de toute part le besoin de déterminer la fonction, l'organe, le système sur lequel il agit plus spécialement. Efforts infructueux, sans doute, et ne pouvant jeter que des lueurs incomplètes et fugitives sur les remèdes ainsi vantés, mais efforts persévérants, universels et qu'il nous importe de constater.

La jeunesse élevée au sein de ce mouvement, le croit très-naturel et tend à penser qu'il a toujours eu lieu, mais elle verra combien les spécifiques étaient naguères en mépris et presqu'en aversion dans l'enseignement, pour peu qu'elle consulte les matières médicales antérieures à l'apparition de l'homéopathie parmi nous.

A cette invincible direction des esprits se joint une autre nécessité non moins impérieuse et ne paraissant pas moins s'éloigner des vieilles habitudes de l'école, c'est le besoin de signaler partout comme indispensable à l'art de guérir, l'expérimentation des médicaments sur l'homme sain.

Ces deux tendances marchent de concert, datent du même jour à peu près, et quoique ayant l'air de se tourner le dos, elles se rapprochent forcément l'une de l'autre à reculons, et sont bien près de se reconnaître et de se donner la main.

Il est impossible que l'expérimentation sur l'homme sain n'ait pas été de tout temps plus ou moins consultée, car ce n'est guères sur de pauvres malades qu'on a dû essayer, pour la première fois, l'émétique, la coloquinte, les vésicatoires, etc.; mais il est évident que de nos jours seulement elle tient, au moins en apparence, une très-grande place dans toutes les matières médicales. Les auteurs semblent en raffoler et la mettent si souvent en scène, que le sage congrès de Strasbourg, ne voyant pas trop la raison de tout ce vacarme, a cru devoir demander formellement ce qu'on prétendait faire de cette expérimentation et si elle devait éclairer la thérapeutique.

Au point de vue de la médecine rationnelle qui n'utilise le mal des remèdes que quand il est perturbateur, comme vomitif, rubéfiant, purgatif, etc., etc., la réponse ne pouvait être que bien peu satisfaisante, bien peu capable de justifier aux yeux du congrès la prédilection dont il demandait compte.

Les homéopathes seuls sont en état de déposer en faveur de la haute importance en thérapeutique de cette expérimentation, puisqu'ils trouvent en elle l'admirable *Organon*, l'instrument fécond et puissant à l'aide duquel le génie a pu s'élever jusqu'à la loi des semblables et par lequel on est sûr, et de l'indication de chaque spécifique, et de la découverte de tous les spécifiques à venir.

C'est bien là ce qu'a voulu démontrer au congrès le docteur Rapou fils, ce qu'il a soutenu avec chaleur et talent jusqu'à ce que le docteur Forget, président de la section médicale, l'ait eu assez compris pour se hâter de clore la discussion, en déclarant d'une manière générale qu'on ne pouvait mettre en doute l'importance de cette expérimentation et l'urgence de s'en occuper. Une telle déclaration est bonne à recueillir certainement, mais elle laisse la question dans son intégrité. Pourquoi cette importance? Pourquoi cette urgence?

Ne point reconnaître, ne pas même examiner l'homéopathie, et donner tant de prix à *son expérimentation*, n'est-ce pas un peu trop imiter l'enfant qui traîne un grand sabre sur le pavé pour faire le soldat, sans songer plus que cet enfant qu'on n'est pas soldat par le bruit du sabre, mais par l'art de le manier et par l'usage qu'on en fait.

Or, nos allopathes sont si embarrassés de leur grand sabre, que sur deux cents qu'ils étaient à Strasbourg, un seul a essayé de répondre à la question du congrès. Nous n'avons pu connaître encore cette réponse ; mais un honorable allopathe qui n'a jamais voulu entendre parler de l'homéopathie et la regarde très-sérieusement comme non avenue, nous permet d'insérer ici quelques pages destinées par lui au congrès de Strasbourg, mais n'ayant pu y parvenir à temps. Nous croyons que cet écrit résume assez exactement tout ce que les écoles rationnelles peuvent dire sur ce point.

« MESSIEURS,

« L'expérimentation qu'on appelle physiologique et qu'il faudrait appeler pathogénique, doit certainement rendre des services à notre art de guérir ; je tâcherai même de les indiquer avec soin ; mais, avant tout, j'ai besoin de vous prémunir contre l'importance extraordinaire et toute nouvelle qu'on paraît donner à ce genre de recherches, comme si elles pouvaient quelque chose de fondamental pour l'art tel que nous le tenons de nos aînés.

« La grande misère de cet art n'est pas dans le manque de remède et dans l'ignorance de leurs propriétés utiles, mais essentiellement dans l'incertitude et le vague de nos indications. Or, que fera pour nos indications tout ce que nous apprendrons de l'expérience pathogénique ?

« Là où le purgatif, le vomitif, la saignée, les vésicatoires, etc., etc., sont parfaitement convenables, n'avons-nous pas à notre disposition bien plus d'agents qu'il ne nous en faut pour notre but, et de remèdes que l'expérience des siècles nous a fait exactement connaître sous le rapport des effets que nous avons besoin de produire avec leur secours ?

« Je ne pense pas que nous soyions moins riches en émollients, en calmants, en narcotiques, en stimulants, etc. Et ne sait-on pas d'ailleurs avec combien peu de remèdes les praticiens les plus illustres ont mérité leur haute et durable renommée ?

« S'agirait-il de spécifiques ? Si la loi des contraires n'était pas presque toujours un non sens, s'il existait un mal qui fût le contraire de la goutte, de la prosopalgie, de la variole, de l'épilepsie, du typhus, du choléra, il est sûr que la substance capable de produire de tels contraires chez l'homme sain, serait indiquée par l'expérimentation pathogénique comme le spécifique de ces maladies. Peut-être en effet y a-t-il des assoupissements qui céderaient à des évigilants, des spasmes toniques, à des paralysants, etc. Mais pense-t-on que tout cela soit si facile à arranger ? Par exemple dans telle maladie, le sang est trop ténu ; donc, dirons-nous, en prenant comme on le fait si souvent, la partie pour le tout, la forme pour le fond, l'effet pour la cause, donc tout le mal est dans cette ténuité du sang; or, voici des remèdes qui l'épaississent outre mesure chez l'homme sain ; donc ils sont le contraire de l'atténuation pathologique à laquelle nous devons remédier, ils en seront donc les spécifiques.

« Mais l'atténuation comme l'épaississement peuvent être de bien des sortes, et il faut choisir. Nous voilà par conséquent à distinguer et à subtiliser et sur la nature de cette atténuation et sur la nature de l'épaississement qui en sera le vrai contraire. Nous voilà, de plus belle, acharnés sur nos microscopes, nos aimants, nos alambics, à vouloir résoudre toutes ces questions, tandis que la vie placée derrière elles, se jouera, comme par le passé, de ces futilités savantes, et que de nouveaux siècles s'écouleront dans d'interminables disputes, parce que nous aurons ajouté une superfluité de plus à un art qui en est déjà surchargé, mais que nous tâchons toujours de faire riche, dans l'impuissance de le faire beau, comme en agissait avec sa déesse je ne sais quel pitoyable artiste de l'antiquité.

« De plus, ne devons-nous pas être un peu dégoûtés de l'emploi des contraires, quand il s'en trouve? Et leur effet est-il ordinairement autre chose qu'un triomphe passager auquel succède une récidive plus opiniâtre du mal ainsi contrarié?

« Il semble toutefois que pour les doses l'expérimentation pathogénique doive nous apprendre quelque chose : quelque chose soit, mais du moins ce sera bien peu, vu les conditions variables, nombreuses et insaisissables qui interviennent dans l'action des doses et leur rendent ainsi nécessaire le tâtonnement de tous les jours. Un malade supporte tantôt beaucoup plus d'un remède donné, et tantôt beaucoup moins qu'un autre malade ou un homme bien portant.

« Je vais plus loin, s'il faut tout dire, et ce n'est pas sans inquiétude que j'entends partout vanter cette expérimentation. Il me semble qu'elle renferme je ne sais quoi de mortel pour nos saines et vieilles doctrines, et en la voyant passer près de moi, je suis toujours prêt à m'écrier : *Equo ne credite teucri!* Dès qu'elle est à la mode, en effet, elle ne m'a rien appris d'utile, et tend chaque jour à me désapprendre ce que je savais de bon.

« Si je veux, par exemple, opposer, comme je l'ai fait tant de fois, de l'opium au tremblement des buveurs : Gardez-vous en bien, me dit-on, puisque l'opium cause un tremblement de ce genre à l'homme bien portant. J'employais avec bonheur un sel stibié à hautes doses contre certaines pneumonies ; qu'avait-on donc tant besoin de m'apprendre que ce remède enflamme les poumons ? La *bella-donna* m'a servi contre des aliénations mentales, mais on me rappelle qu'elle a causé plus d'une folie. N'y a-t-il pas là de quoi me rendre fou moi-même ?

« Dans une telle perplexité, dont je ne vois pas la fin, j'en suis déjà au point de me croiser souvent les bras et de dire avec désespoir à cette expérimentation de malheur, comme lui aurait dit le père de Bordeu : *M' hai guasta !*

« D'après ces motifs, je ne saurais guères voir, au moins jusqu'ici, qu'un engouement analogue à celui de tant d'autres engouements des écoles, et peut-être plus à craindre qu'eux, dans cette expérimentation sur laquelle, sans s'expliquer, on a l'air de fonder de si grandes espérances.

« Mais, cette première partie de ma tâche étant remplie, il est juste, Messieurs, de reconnaître d'abord un service très-réel que l'expérimentation pathogénique peut nous rendre. C'est de nous mettre en garde contre bien des remèdes dont nous ne savons pas toujours démêler les influences fâcheuses, dans la double tourmente de la maladie et du traitement, et dont alors nous accusons celle-là, tandis que c'est à celui-ci, c'est-à-dire à nous qu'il faudrait nous en prendre. A cet égard l'expérimentation pathogénique, en nous faisant connaître dans les remèdes bien des propriétés nuisibles que nous leur soupçonnons peu, nous évitera beaucoup de fautes; progrès négatif, sans doute, mais enfin, progrès que nous sommes loin de repousser. Faire à l'humanité le moins de mal que nous pourrons lui sera toujours un grand bien, avouons seulement que c'est un bien dont l'art n'a pas trop de quoi se vanter.

« Il est peut-être un autre point de vue sous lequel l'expérimentation est appelée à nous rendre des services réels, quoique dans un ordre inférieur et dans un but de simple palliation.

Lorsque la suppression d'un mal donne lieu à un mal plus grave, nos efforts, pour reproduire le premier, faute de pouvoir mieux, n'échouent que trop souvent. Ne serait-ce pas, au moins en partie, parce que nos agents provocateurs sont trop vagues et trop généraux pour réveiller tant d'états pathologiques spéciaux ? Et ces agents, s'ils étaient plus spécialisés, ne s'adapteraient-ils pas avec plus de succès, à chaque circonstance ?

« Nous emploierions certainement l'urtication pour réveiller une éruption qui ressemblerait à celle des orties, tout comme c'est le tartre stibié que nous choisirions pour rappeler des boutons analogues à ceux du tartre stibié. Comment donc se fait-il que, pour tant de nuances d'éruption qu'on peut avoir à ressusciter, nous restions toujours dans le cercle étroit de cinq ou six épispastiques, au lieu d'en chercher bien d'autres qui, par leur spécialité, pourraient se prêter mieux aux spécialités à reproduire ? Et comment n'avons-nous pas encore demandé ces riches moyens aux euphorbiacés, aux ranonculacés et à tant d'autres productions des deux règnes ?

« Certainement il y a là une grande lacune dans nos matières médicales, et l'expérimentation pathogénique pourrait la remplir ; elle pourrait aller plus loin.

« Pour rétablir une diarrhée habituelle dont la suppression amène de graves dangers, nous employons des moyens qui ont la propriété spéciale de causer la diarrhée ; nous tâchons de trouver dans les aloëtiques des remèdes qui tendent à exciter des hémorrhoïdes, lorsque nous voulons rappeler celles qui ont, mal à propos, disdisparu, etc. Le même procédé ne peut-il pas avoir une application indéfiniment étendue ?

« Si c'est une douleur que nous ayons à reveiller, un gonflement œdémateux, une inflammation, etc., c'est encore, quel qu'en soit le tissu et le caractère précis, c'est aux vésicatoires, aux synapismes et à quelques autres moyens analogues que nous avons recours. Or, l'expérimentation pathogénique nous promet bien d'autres ressources plus spécialement adaptées à chacune de ces indications. Puisqu'il y a des spécifiques pour guérir, il y a, il ne peut pas ne pas y avoir des moyens spéciaux de rendre malade. Trouvons donc des arthritisants, des œdématisants, des endolorisants de toutes les nuances, et c'est en les administrant à l'intérieur que nous rappellerons au mieux ces gonflements articulaires, ces œdèmes et ces douleurs si variées que ne reproduisent guères nos éternelles applications cutanées.

« Nos matières médicales signalent déjà, sans intérêt il est vrai, et simplement comme objet de défiance, des remèdes qui causent à l'homme sain vertiges, maux de cœur, palpitations, spasmes, douleurs variées de telles ou telles parties. Qui sait donc où pourra nous conduire à cet égard l'expérimentation pathogénique, quand on lui donnera toute l'attention due à la recherche de palliatifs désirables?

« Dans la pénurie de l'art, ce service, que nous pouvons demander à l'expérimentation pathogénique, n'est certes pas à dédaigner. C'est quand on l'interrogera dans ce but qu'elle méritera un certain intérêt, et que ceux qui la préconisent tant sauront au moins pourquoi ils le font. Alors également on comprendra que de telles recherches ne s'improvisent pas aussi lestement que plusieurs le pensent ; et de vrais et patients observateurs nous donneront bien des faits imprévus et très-remarquables , au lieu de ce texte aride où trois ou quatre bannalités , étendues de beaucoup de phrases , s'étalent d'une façon aussi ridicule qu'illusoire, dans nos matières médicales , sous le titre prétentieux d'*Effets physiologiques* de tel ou tel remède. — J'ai dit. »

L'allopathe que nous venons d'entendre ne semblera pas avoir atténué l'importance de l'expérimentation sur l'homme sain dans la médecine des écoles , quand on verra qu'un de leurs organes les plus distingués est moins large à cet égard , et que s'il l'est plus en un sens, c'est parce qu'il transporte, à son insu , cette expérimentation sur le terrain où elle a , en effet, un souverain pouvoir, sur le terrain même de l'homéopathie. Écoutons le savant Barbier , dans ce qu'il dit de l'expérimentation sur l'homme sain , à l'occasion de la jusquiame.

« On demandera si l'étude des effets immédiats de la jusquiame éclairera le praticien sur le parti qu'il pourra tirer de cette plante. L'hésitation que je mettrai à répondre tient à l'ignorance où la pathologie nous laisse sur la nature , sur le nombre des lésions qui entretiennent les maladies que la jusquiame a guéries. »

Déclarer qu'on hésitera sur l'utilité de l'expérimentation pathogénique d'une substance , tant qu'on ne connaîtra pas la nature des lésions que cette substance a guéries , n'est-ce pas déclarer que cette hésitation sera éternelle? Et cela d'autant mieux que l'auteur met au rang des lésions dont il veut *connaître la nature*, non seulement les lésions organiques, mais encore les altérations purement vitales, puisqu'il dit aussi : « Il est des « vomissements, des coliques qui tiennent à une per- « version de l'innervation, et que l'usage de la jus- « quiame a pu faire cesser. Ce qui serait important « dans ce cas de pouvoir déterminer, c'est la nature « de la lésion dont la jusquiame a débarrassé la moëlle « alongée, la moëlle épinière et les plexus nerveux. »

Ah ! Monsieur, si pour étancher la soif dont se meurt un infortuné, si, pour consoler un ami dont le cœur est souffrant, nous avions besoin de connaître la nature des lésions dont un verre d'eau ou un serrement de main va débarrasser la moëlle alongée, la moëlle épinière, les plexus nerveux, où en serait la pauvre humanité? Et pourquoi nous embéguiner dans ce cas, d'une expérimentation qui ne sera utile que le jour précis où la pathologie nous aura appris ce que rien ne nous apprendra jamais, la nature des lésions, vitales surtout?

Mais achevons notre première citation commencée :

« On ne nous contestera pas que les maladies guéries « par la jusquiame avaient leur siége dans les appareils « organiques sur lesquels cette plante a le plus d'ac- « tion, etc. » Ici, évidemment, l'auteur attend de l'expérimentation pathogénique un service que l'allopathe dont nous avons cité le discours, allopathe pur et de la vieille roche, ne lui a pas attribué ; mais ce n'est certes pas en vertu de la loi des contraires que M. Barbier peut tirer de l'expérimentation sur l'homme sain un document si précieux ; c'est en agissant et en raisonnant comme Hahnemann qu'il crée ou accepte, pour son compte, une partie de la loi de ce grand homme.

C'est par la comparaison d'effets morbifiques et d'effets morbifuges de la jusquiame, que le professeur d'Amiens reconnaît à la jusquiame un pouvoir médicateur précisément sur les organes qu'elle rend malades. L'homéopathie en dit un peu plus, il est vrai ; l'identité de siége est bien dans sa loi, mais elle y ajoute l'analogie du mal. C'est donc seulement quand les défenseurs de la médecine rationnelle ont un pied dans les voies de l'homéopathie, admettent au moins une moitié de sa loi, qu'ils peuvent se réclamer de l'expérimentation sur l'homme sain.

L'auteur finit par déclarer que pour administrer la jusquiame, il est très-utile de connaître les maux qu'elle peut faire naître, afin de les prévoir ou d'y parer.

Là se borne tout ce qu'un professeur savant et à bon droit considéré peut dire pour justifier l'intronisation de l'expérience pathogénique dans les chaires des écoles rationnelles.

Tout cela ne prouve-t-il pas que cette expérimentation est un fruit exotique, un embarras pour la médecine conjecturale, une gauche parodie, en un mot de l'expérimentation hahnemannienne ?

Eh ! Messieurs, de grâce, épargnez-nous tant de longs et vides articles sur vos effets physiologiques des remèdes, dès que vous en faites si peu de chose. Laissez, laissez à Minerve son casque, puisque aussi bien, Don Quichottes à rebours, vous pouvez à peine y trouver le bassin d'un barbier !

Combien ces Messieurs ont mauvaise grâce et mauvaise main avec cette expérimentation, rien ne le montre mieux peut-être que la manière dont MM. Trousseau et Pidoux la veulent employer au profit de leur thérapeutique.

Comment ne pas reconnaître qu'elle est étrangère sur le terrain de l'allopathie, et qu'on y a bien peu songé à sa véritable valeur, quand on voit que ces écrivains, n'ayant pas même l'air d'en soupçonner la destination essentielle, voudraient sérieusement lui demander des indications certaines pour la saignée ?

« Nous voulions, après avoir considéré le sang comme
« la source de la végétation et de l'innervation, obser-
« ver les effets que la soustraction de cet aliment com-
« mun produit *dans un organisme sain* sur la végéta-
« tion, l'innervation, — et le rapport qui les associe
« pour constituer un même organisme. Là, guidés par
« une loi physiologique capable de les coordonner, nous
« aurions vu ces phénomènes caractéristiquement modi-
« fiés, et cette étude nous aurait admirablement fourni
« les principes qui règlent les indications et les contre-
« indications générales de la médication antiphlogisti-
« que. » (*Préface*).

Ce que nous voyons de plus clair dans ces phrases singulièrement entortillées, c'est qu'à force de saigner des gens en bonne santé et d'étudier sur eux les effets de cette opération, on espère sérieusement trouver de merveilleuses règles pour l'emploi de la saignée chez les malades ; il paraît que le temps seul a manqué à ces Messieurs pour cette belle entreprise.

Qu'un remède ayant le pouvoir de guérir directement un mal, ait aussi le pouvoir de créer directement des souffrances spéciales, cela est incontestable : si deux remèdes, si mille remèdes, en effet, sont les spécifiques d'autant de maladies différentes, ils ne sauraient être identiques dans leur manière de nuire à l'homme bien portant. Dès lors, chaque remède se distingue essentiellement de tout autre par le double caractère de son action morbifique et de son action morbifuge. Or, ces deux actions produites l'une et l'autre par un même agent sur la vie, doivent être essentiellement comparables, et l'on conçoit, entr'elles, un rapport qui, une fois connu, nous montrera, par le mal que fait une substance, le mal auquel elle doit être opposé. C'est ce rapport qu'a trouvé Hahnemann, c'est l'homéopathie toute entière. Mais la saignée, au moins sans contestation dans l'immense majorité des cas, n'a pas d'action directe et spéciale contre tel ou tel mal, et ce procédé, bien que non médicamenteux, a sa part dans ces paroles si justes et si vraies de M. Pidoux : « Rien n'est plus variable et « plus infidèle qu'un médicament dont l'effet thérapeu-« tique médiat, éloigné est subordonné à un effet prochain ou physiologique. » (Thér. T. et P. I. 51).

Si donc la saignée, le purgatif, le vésicatoire, etc., etc.

opposés à un mal, peuvent en favoriser, en solliciter même la guérison, ce n'est point par un rapport direct avec lui, mais en enfermant, avec plus ou moins de bonheur, ce mal, ou plutôt quelques-uns des éléments de ce mal, dans le réseau d'action dont ces procédés embrassent le système vivant tout entier. Comment donc vouloir découvrir un rapport constant et régulier entre l'effet morbifique de la saignée et l'effet morbifuge médiat éventuel et lointain qu'elle pourra déployer à travers, par ou malgré l'ébranlement universel de l'économie, les contre-coups, les associations, les révoltes sans nombre qui, avec des variations perpétuelles, peuvent se mettre en jeu dans cet immense conflit dont les éléments ne sauraient être à la portée que de celui qui entend l'harmonie des sphères et la germination des herbes ?

Il est beau, sans doute, pour un mortel, de vouloir soulever, comme si elle était sienne, la massue d'Hercule, mais il faudrait au moins en comprendre l'usage, et savoir que ce n'est pas à nettoyer les étables d'Augias que le demi-dieu lui-même aurait pu la consacrer.

Laissons donc la saignée, comme tout autre moyen perturbateur, chercher ses indications dans les tâtonnements infinis de la clinique et dans les raciocinations. La nature même de ces procédés s'oppose à ce qu'ils trouvent jamais ailleurs des règles moins incertaines ; et ne fondons point, sur un plagiat aussi étourdi que malencontreux, l'espérance de trouver autre chose que des spécifiques dans l'expérimentation sur l'homme sain.

En résumé, et pour rentrer dans notre sujet, le besoin d'avoir des spécifiques et le besoin de tirer un grand parti de l'expérimentation sur l'homme sain se montrent généralement et à la fois dans les écoles rationnelles qui mettent d'ailleurs le plus grand soin à chercher les spécifiques par tout autre moyen que par cette expérimentation, et qui, ne sachant guère que demander à l'expérimentation, se gardent bien surtout de lui demander des spécifiques; n'importe, la médecine conjecturale n'en est pas moins entre ces deux tendances comme entre les mâchoires d'un étau qui finiront nécessairement par se rapprocher et dont l'inévitable contact doit la réduire à rien, en mettant au grand jour pour tout le monde, et la vraie source des spécifiques et le vrai but de l'expérimentation.

Mais si ces deux tendances nous font voir que l'allopathie est fortement entraînée vers nous, deux ordres de faits, l'un relatif à nos doses et l'autre à notre loi, attestent que cette régénération générale est déjà bien avancée.

La plus savante objection ou plutôt la seule objection de nos ignorants comme de nos savants adversaires, est le dédain avec lequel ils ont accueilli l'exiguité habituelle de plusieurs de nos doses, en donnant ce dédain même pour une raison sans réplique. Eh bien, cette raison ne vaut plus rien, il faut en chercher une autre. Nos doses viennent d'être importées chez eux par le docteur Boudin, de Marseille. « Ce n'est plus aux doses élevées de « 5 ou même de 7 centigrammes employées précédem-

« ment que ce médecin a recours, il se contente d'une
« prise d'un demi milligramme d'acide arsénieux, etc.,
« etc., etc. » (Bouchardat, *Annuaire de thérap.*, 1842.)

Ainsi, cette dose d'un centième de grain, qui eût été
si absurde, si incroyable il y a vingt ans, est accueillie
avec reconnaissance par la Société médicale de Marseille,
par l'Académie de médecine, et déjà elle est adoptée par
une foule de praticiens. Comment un tel pas s'est-il fait,
en question où les écoles se montrent si intraitables à
notre égard? C'est que leur raideur s'est assouplie de
longue main par notre voisinage ; c'est que l'homéopathie travaille dès longtemps à la brèche par laquelle
le docteur Boudin vient d'entrer de plein pied ; c'est
qu'enfin les allopathes, tremblant à toute heure de subir nos millionièmes, ont presque regardé comme une
victoire de n'avoir, au moins pour cette fois, que des
centièmes à accepter.

Mais ce *centième* était bien pour vous chose absurde,
puisque personne n'a jamais cru possible d'y avoir recours et que l'arsenic, préconisé vingt fois comme fébrifuge précieux, a été vingt fois abandonné et proscrit à
raison de ses dangers et sans que personne osât soupçonner qu'en en donnant un centième de grain, on pourrait
lui conserver toute sa puissance et lui ôter tous ses
moyens de nuire.

Cette idée, une fois venue, ne doit-elle pas porter ses
fruits? D'autres médicaments ne seront-ils pas interrogés
de la même manière? et ce centième de grain d'arsenic
est-il le point précis où la dose ne peut plus s'atténuer ?

Ces voies sont ouvertes par le seul fait qui nous occupe ; et nul doute qu'on ne s'y fût déjà précipité partout sans l'effroyable peur de s'y trouver face à face avec l'homéopathie.

N'oublions pas que ce centième de grain, une fois admis et naturalisé dans la pratique de tous les jours, comme l'était naguères l'ancienne dose de la même substance, rien n'empêchera de le prendre à son tour pour point de départ, et de le diviser par cent, comme le docteur Boudin a divisé par cent la dose dont il est parti, la seule dose raisonnable, la seule admissible jusqu'à lui. De quel droit déclareriez-vous absurde, indigne d'examen cette seconde enjambée semblable en tout à la première ? Et pourtant cette seconde enjambée arrive au dix millième de grain et ruine complètement et sans retour toute votre polémique, tout ce que vos chaires et vos académies ont su nous opposer de plus profond jusqu'à ce jour, l'absurdité de nos doses.

Concluons que les écoles régnantes, en admettant, comme dose active, un centième de grain d'un remède qu'elles n'ont employé qu'à la dose moyenne d'un grain (de 1/2 à 1 et 1/2, chez les différents auteurs) admettent en cela une de nos doses homéopathiques et ouvrent à toutes les autres une large voie.

A ce premier fait concernant la posologie des homéopathes, joignons ce qui regarde la loi des semblables.

Elle se montre, elle perce, elle s'établit de toutes parts dans les publications actuelles des écoles conjecturales ; elle n'y est citée textuellement elle-même, il est vrai, qu'avec un classique mépris, mais on y multiplie toujours plus les rapprochements qui la démontrent, et auxquels on ne songeait guères il y a bien peu d'années.

Un exemple fera voir, au reste, comment ces faits arrivent dans le domaine de nos adversaires, et comment ils savent les utiliser au profit de la vérité.

La propriété de causer des accès de fièvre intermittente, trouvée par Hahnemann dans le quinquina, a été d'abord et de toute part l'objet des plus fougueuses dénégations, comme si sur cette donnée seule eût reposé tout l'édifice hahnemannien ; il semblait donc que ce fait, une fois incontestable pour tous, appellerait l'attention la plus sérieuse sur les grandes questions auxquelles il se rattache. Il n'en a rien été pourtant ; ce fait établi pour les allopathes, par l'attestation formelle de plusieurs d'entre eux (Voir, entre autres, *Revue méd.* *mars* 1840, *p.* 461), personne n'y a plus attaché le moindre intérêt. Faux ? Il avait contre nous la plus grande importance malgré l'inanité d'une preuve négative. Vrai ? On ne lui accorde pas même, pour nous, le crédit que nul fait, même isolé, ne saurait jamais perdre ; et il glisse comme chose curieuse, mais sans valeur, aux pieds dédaigneux de ceux qui s'étaient donné tant de peine pour le croire incroyable.

Bien des données analogues et concourant avec celles-ci à démontrer la loi des semblables, sont pareillement acceptées aujourd'hui de tout le monde et se reproduisent chez les allopathes les moins soucieux de les chercher. Ainsi, M. Bouchardat reconnaît positivement dans l'arsenic, qui guérit la fièvre des marais, une puissance analogue à celle des miasmes marécageux. M. Barbier, MM. Trousseau et Pidoux fourmillent de documents qui attestent la même loi. Ces derniers vont même jusqu'à dire ouvertement : « L'expérience a prouvé « qu'une multitude de maladies étaient guéries par des « agents thérapeutiques qui semblent agir dans le même « sens que la cause du mal auquel on les oppose. » (*Th.* T. II, p. 73.)

Dans cette phrase allongée et dont l'embarras semble trahir un peu celui de ses auteurs, on voit bien qu'il s'agit tout simplement de la loi des semblables, et qu'il y a déjà même, à la connaissance de ces messieurs, une multitude de guérisons qui attestent cette loi. Mais ne craignez pas qu'ils aient l'air de l'y apercevoir !

Vraiment, quand on lit leur thérapeutique, on ne se lasse point d'admirer l'aisance avec laquelle ils passent, repassent et voltigent au milieu de tant de données qui proclament la loi des semblables, comme au milieu d'autant de basilics, sans appuyer jamais sur aucune d'elles, avec la détermination bien méritoire assurément, car elle est difficile à suivre, de les regarder sans les voir, de les toucher sans les sentir. Certes, si l'on fait un jour un livre sur l'art de ne pas trouver la vérité, on ne manquera point d'y offrir, comme modèle du genre, les pages dont nous parlons.

Les choses néanmoins ne se passent pas toujours ainsi, car ces messieurs eux-mêmes, et d'autres écrivains de leur école se laissent aller parfois jusqu'à nommer l'homéopathie et même à lui accorder quelque valeur.

L'homéopathie est pour M. Bouchardat la même chose que la méthode substitutive, mais on ne la doit point à Hahnemann, car Paracelse a signalé la loi des semblables il y a bientôt 400 ans.

Nous recueillons avec empressement cette dernière assertion parce qu'elle est éminemment favorable à notre thèse actuelle ; le temps des épreuves d'une découverte est passé dès le jour où ses adversaires n'ont plus d'autres consolations que de la disputer à son inventeur.

Que, du reste, Hahnemann ait, sans antécédents, créé sa doctrine, ou qu'il ait eu seulement la peine de consacrer une longue vie de travaux à l'établissement d'un art entrevu par d'autres, mais auquel nul n'a songé dès lors ; ce n'est pas ici la question : « La postérité saura « bien qu'une science n'est réellement créée qu'autant « qu'elle est démontrée. » (Ed. Aubert, philos. méd. 27.)

Si toutefois M. Bouchardat venait à trouver l'*Organon* de Hahnemann et ses douze volumes de matière médicale dans Paracelse, voudrait-il bien nous dire à quelle distance il placerait au-dessus de tous les savants et de leurs académies l'homme qui aurait su tirer tant de choses d'un livre où, pendant quatre siècles, n'ont vu que des extravagances et les savants et les Corps académiques, ordinairement assez équitables envers les morts ?

Continuons. « La médecine substitutive, *dont on com-* « *mence maintenant à reconnaître l'importance,* est appe- « lée à dominer la thérapeutique des affections chroni-

« ques. » (Bouchardat, *Formulaire magistral*, 1840, p. 405.)

Peut-on déclarer plus nettement que l'on commence maintenant à reconnaître l'importance de la loi des semblables, et que les maladies chroniques, la partie la plus désespérante de la médecine, ont tout à attendre de cette loi?

Malgré le vague et l'insuffisance de cet hommage que rend à l'homéopathie un de ses adversaires les plus instruits, et qui ne lui épargne pas d'ailleurs les politesses d'usage, il nous fait, pour le moment, une part déjà si belle, que nous aurions mauvaise grâce à nous plaindre de lui.

MM. Trousseau et Pidoux ne sont pas si généreux. Pour eux aussi l'homéopathie n'est que leur méthode substitutive: mais leur méthode substitutive n'est presque rien. D'où il résulte que, dans un chapitre intitulé Médecine SUBSTITUTIVE OU HOMÉOPATHIQUE, on rencontre tout juste autant d'homéopathie qu'on trouve de *Philosophie médicale* dans le livre que M. Bouillaud nomme ainsi, en dérision sans doute de la Philosophie et de la Médecine.

Or, MM. Trousseau et Pidoux n'ont point fait l'homéopathie, et, quelle qu'elle puisse être, la travestir aussi pitoyablement n'entre point dans leur droit. Ils lui doivent donc une réparation, et ne sauraient la lui refuser. Nous leur en soumettons le projet pour ménager leurs instants précieux, et nous le leur présentons sous la forme d'une leçon du professeur.

Qu'on ne s'attende point, au reste, à trouver dans cette esquisse une déplorable polémique et de tristes représailles. Nous sommes las de ressasser les outrages sans mesure et sans nombre dont nous avons été abreuvés, et très-heureusement il ne s'agit plus ici que d'un cadre où, sans récriminer contre personne, nous croyons pouvoir mettre au grand jour les progrès, sinon de l'homéopathie, au moins des idées dont elle est l'inévitable conséquence, au sein même des écoles qui prétendent le plus s'éloigner d'elles.

CHAPITRE X.

PROJET D'UNE LEÇON.

Messieurs,

Il est impossible que tout soit exact et sans reproche dans un traité de longue haleine, et notre volumineuse thérapeutique ne pouvait être plus favorisée à cet égard que la plupart des écrits de nos maîtres.

Mais si les maîtres se sont fait souvent honneur en reconnaissant les fautes qui avaient pu leur échapper, nous devons être jaloux d'avoir avec eux cette noble ressemblance, et de justifier ainsi, du moins sous un rapport important, l'indulgence avec laquelle vous voulez bien nous associer dans votre estime à nos illustres devanciers.

Dans un chapitre consacré à la *Substitution*, nous avons parlé de cette méthode avec peu d'intérêt, et en vous la montrant comme tout au plus digne d'une place très-secondaire dans l'art de guérir ; c'était alors notre pensée, et nous étions en droit de la dire puisqu'elle n'offensait personne.

Malheureusement, au même chapitre, nous avons signalé l'homéopathie comme n'étant pas autre chose que cette substitution, si indigente et si bornée.

Or, l'homéopathie se flattant de valoir beaucoup mieux, ce n'est qu'après avoir démontré l'inanité de ses prétentions qu'il nous eût été permis de l'assimiler, pour le peu que nous lui aurions laissé, à une méthode jugée ainsi, par nous, de la plus mince valeur.

L'homéopathie nous demande donc une réparation, et cette demande est juste. Vous sentez fort bien, Messieurs, que si un faussaire brochant à sa guise la plus maigre thérapeutique, avec le soin d'y coudre quelques lambeaux détachés de la nôtre, produisait ce bel ouvrage sous nos noms réunis au sien, il nous serait difficile de tolérer un tel procédé. Or, en agir de la sorte avec une école entière, ne saurait être plus édifiant sans doute, et surtout de la part d'un professeur qui vous doit l'exemple de la droiture non moins que l'enseigne-ment de la science.

En toute loyauté, satisfaction doit être donnée à l'homéopathie, mais pour cela deux voies s'ouvrent devant nous.

Prouvez, nous dit-on, que l'homéopathie n'est absolument rien de plus que votre substitution, ou élevez la puissance de celle-ci au niveau même des prétentions de l'homéopathie.

De ces deux voies, Messieurs, nous n'adoptons point la première, car, pour entamer les prétentions de l'homéopathie, il faudrait l'examiner, ce qui, vous le savez très-bien, n'a jamais été dans nos goûts.

C'est donc l'autre parti que nous choisissons, c'est à notre chétive substitution qu'après y avoir bien réfléchi nous allons sérieusement nous attacher, avec l'espoir de trouver réellement en elle tout autant de force, de certitude et de portée que l'homéopathie peut se vanter d'en avoir.

I.

« De toute évidence, les phlegmasies locales guéris-
« sent souvent par l'application directe des irritants
« qui causent une inflammation *analogue*, inflamma-
« tion thérapeutique qui se substitue à l'irritation pri-
« mitive... *ce qui est beaucoup moins vrai pour les ma-*
« *ladies internes.* »

Telles sont nos paroles, et nous appelons ainsi *substitution* ou *méthode substitutive* celle qui met une maladie locale à la place d'une maladie analogue, pour la guérir.

Remarquons bien, Messieurs, que l'*analogie* étant ici la seule condition assignée par nous à ce procédé, il en résulte que plus cette *analogie*, caractère unique et par conséquent essentiel de l'œuvre, sera grande, et plus la substitution sera parfaite.

Cela bien entendu, demandons-nous d'abord qu'elle est la portée de la substitution ? Peut-on présumer, en effet, que sous l'empire des lois générales de la vie un phénomène aussi remarquable que celui d'un mal guérissant un mal, soit par la plus étrange exception, un privilège réservé à l'inflammation et même à l'inflammation locale externe, au milieu de toutes les autres formes de maladie?

Nous n'avons parlé, sans doute, dans le texte cité, que des inflammations externes, en regardant le fait de la substitution comme *bien moins vrai* pour les maladies internes; mais cette assertion nous paraît maintenant inexacte, et voici ce qui nous semble aujourd'hui *bien plus vrai*.

Si la substitution est admissible pour les phlegmasies externes, elle l'est invinciblement et au même titre pour les phlegmasies internes, car la même vie régit le dedans comme le dehors et par les mêmes lois.

Allons plus loin. Dire qu'une inflammation se substitue à une inflammation, ne saurait être la dernière, la plus profonde expression du fait. Il n'est pas question de la phlogose, en elle-même, il ne peut s'agir que de l'irritation dont elle est l'ouvrage.

Mais une irritation cesse-t-elle de l'être et changera-t-elle de lois parce qu'au lieu de s'exprimer par une inflammation elle le fera par une sécrétion augmentée, par une douleur névralgique ou de toute autre manière? Et pourquoi donc renoncer à guérir tous ces maux par un irritant sécrétoire, névralgique, etc., etc., etc., comme on guérit une irritation inflammatoire par un irritant capable de produire une inflammation analogue? Ces vues sont appuyées sur des guérisons observées de tous

temps, de diarrhées par des purgatifs, d'affections comateuses par de l'opium, de vomissements, par des vomitifs, de certaines folies par la belladonne et par la jusquiame qui causent des aliénations mentales, etc. Tout
nous autorise donc à ne point restreindre aux substituants phlogistiques le pouvoir et les bienfaits de la substitution. Apparentes ou même réelles, s'il peut y en
avoir, on sent bien que des exceptions ne sauraient nous
arrêter ici, il nous suffit d'abord d'un grand ensemble,
et l'on ne saurait nous le contester.

Une dernière équation ne fait-elle pas rentrer sous la
même loi et les maladies générales et les maladies chroniques?

La maladie qui nous semble la plus limitée ou la plus
aiguë n'obéit pas mieux aux lois vitales dans ce degré
que dans tous les degrés successifs où, par d'imperceptibles transitions, elle est de moins en moins aiguë ou peut
nous paraître moins, encore moins et toujours moins
bornée jusqu'au terme où dans un cas elle se prolonge
sans fin, et dans l'autre règne incontestablement sur
toute l'économie. Auquel de ces échelons faudra-t-il
donc nous arrêter, pour dire à la substitution : *Tu
n'iras pas plus loin!*

Concluons dès ce moment même et avec autant d'assurance au moins que pour tout autre principe admis
dans l'art, concluons que la puissance médicatrice de
notre substitution doit embrasser les maladies internes
comme les maladies externes, les maladies dites locales
comme les maladies dites générales, les maladies

aiguës comme les maladies chroniques , les maladies inflammatoires, enfin, ni plus ni moins que toutes celles qui portent d'autres noms.

Mais , où tendent ces propositions, direz-vous, Messieurs , et quel but pratique peuvent-elles avoir, puisque nos porte-crayons ne contiennent point de topiques analogues, par leur action, à toutes les maladies auxquelles il serait peut-être bon , en effet, de les opposer ; et que, fussions-nous maîtres de tant de merveilleux agents , nous ne saurions guère les appliquer qu'à des maladies locales externes ?

Un moment de patience, Messieurs, tout n'est pas dans nos porte-crayons, mais tout peut en sortir.

Il est très-vrai que nous n'avons qu'un petit nombre d'agents substituants, et qu'ils ne sont guère applicables qu'au dehors ; mais il faut en chercher d'autres et savoir les appliquer partout.

Quant à ce dernier point, il est déjà sans difficulté. Vous savez que la cantharide, prise à l'intérieur, enflamme les organes urinaires aussi sûrement et plus peut-être que si elle leur était immédiatement portée. Vous connaissez des douleurs, des vertiges , des vomissements, des palpitations, des hémorrhagies , etc., qui sont l'œuvre d'agents dont l'emploi n'a pas été local , et vous êtes certains que sous l'empire de la vie et de sa puissante unité , l'on peut susciter chez elle d'innombrables phénomènes, sans avoir besoin pour cela d'applications immédiates.

C'est donc uniquement à la recherche des substituants

qu'il faut nous livrer, et nous ne saurions trop en découvrir, si nous voulons nous mettre en état de pouvoir toujours rencontrer parmi eux une puissance analogue à chacune de celles qui produisent les variétés innombrables de nos maux.

Plusieurs effets causés chez l'homme sain par un assez grand nombre de substances, se trouvent déjà consignés dans les fastes de l'art, et peuvent nous fournir au moins des renseignements utiles ; mais on conçoit aisément combien de faits pareils ont été perdus, mal observés ou présentés avec négligence, à raison du peu d'intérêt qu'ils ont dû éveiller chez nos pères, et qu'ils se borneraient encore à éveiller chez nous-mêmes, si, dès ce jour, nous ne connaissions enfin l'art heureux de convertir en propriétés salutaires les propriétés malfaisantes des médicaments, par l'admirable entremise de la substitution.

Aux données de ce genre, disséminées dans les livres de nos prédécesseurs; à celles qu'y joindront des éventualités malheureuses ; à ce que nous apprendront les ateliers et les fabriques sur l'effet nuisible à la santé des substances qui y sont largement mises en œuvre ; à ce que nous pourrons tirer des traditions populaires même, et de l'épreuve faite sur des animaux, nous n'aurons que trop souvent l'occasion d'ajouter plus d'un fâcheux effet de remèdes prescrits par nous dans des intentions bien différentes. La constitution de l'homme malade n'est jamais pervertie au point de répondre, en tout, autrement que celle de l'homme sain, à l'action des médicaments. Dès lors, beaucoup de substances que nous connaissons peu et que nous donnons trop facilement, pourront, au lieu du bien que souvent elles nous refusent, préparer au moins des matériaux pour la thérapeuthique de l'avenir, par les maux dont elles seront cause, et que désormais nous observerons avec soin.

Ce recueil, enfin, s'enrichira sans mesure par un moyen simple, assuré, connu dès le berceau du monde et dont notre substitution vulgaire et nos porte-crayons nous diront tout le secret.

Vous pensez bien, Messieurs, que ce n'est pas sur l'œil brûlant d'un malheureux infirme qu'on a reconnu pour la première fois la causticité du nitrate d'argent fondu ; très-certainement c'est un homme sain qui, s'avisant d'y toucher, avec ou sans intention, en a le premier signalé les effets sur le tissu vivant. C'est donc aussi des hommes bien portants qui feront sur eux-mêmes un essai prudent de diverses substances et tiendront compte avec exactitude des perturbations vitales qu'elles exciteront chez eux.

De la patience, du zèle, des travailleurs et du temps nous vaudront ainsi de nombreux et sûrs instruments de substitution.

Combien d'énergie ne trouverons-nous pas alors dans une foule d'agents que nous croyons inertes uniquement parce que nous n'avons jamais eu de motif pour les examiner de près ! Combien de phénomènes, que toutes les Académies traiteraient aujourd'hui d'absurdes ou d'impossibles, seront alors admis comme constatés cent fois, comme naturels et vulgaires! Les choses n'arrivent-elles pas toujours ainsi quand l'esprit humain s'applique avec un but sérieux à des objets dédaignés jusques-là? Et la goutte d'eau serait-elle encore autre chose qu'une goutte d'eau pour nous, si l'œil des Leuwenhoëck et des Spalanzzani n'en avait fait un monde?

N'est-ce point là, Messieurs, le véritable but, la destination réelle de cette expérimentation physiologique dont nous sommes préoccupés sans cesse depuis plusieurs années, sans que nous ayions encore appris à en tirer quelque service important?

Arrêtons-nous un instant, Messieurs, car nous venons de fournir bien rapidement sans doute une longue carrière.

Quelque nouvelles que soient pour vous et pour nous de telles considérations, nous y avons été conduits par la force des choses. Le seul fait d'un collyre ophthalmisant qui guérit une ophthalmie étant une fois l'objet d'une attention sérieuse, rien ne pouvait nous dispenser de le suivre dans toutes ses conséquences; qu'importait d'ailleurs, pour nous arrêter, l'apparente exiguité du fait? Le secret de la végétation est dans le brin d'herbe comme dans le gigantesque Baobab, le secret de la matière et de ses lois, dans un grain de sable comme dans un monde.

Néanmoins et malgré la légitimité de notre marche, il est impossible que tant d'espace parcouru dans des voies peu frayées ne nous laisse pas une sorte de trouble mêlé d'étonnement, de défiance et d'effroi. Telle est l'invariable condition de l'humanité.

Si l'homme physique n'échange parfois qu'avec peine et péril des conditions hygiéniques fâcheuses mais familières, contre des conditions bien meilleures mais nouvelles, les puissances psychologiques sont encore plus rigoureusement soumises à cette loi. Vous savez que l'autorité du vrai est rarement assez forte pour rompre les chaînes de nos inextricables associations d'idées, de nos études antérieures et de nos croyances invétérées ; vous savez combien il est difficile à l'esprit humain de sortir, même pour beaucoup mieux, du monde intellectuel qu'il a pris tant de peine à se construire et qu'il habite avec tant de complaisance.

Cette difficulté ralentit presque toujours la marche de toute grande vérité parmi ceux qui la voient éclore : objets de pitié pour leurs enfants, leurs enfants se croient bien plus sages et bien plus forts ; mais à pareille épreuve ils succombent de même pour faire place à des successeurs non moins imprévoyants et non moins présomptueux.

Laissons, laissons donc le loyal chevalier, qui entend prêcher la Passion, s'écrier, en portant à son épée une main chrétienne et française, *ô Crillon, où étais-tu !* et gardons-nous de partager sa candide confiance. Crillon, toujours éminent parmi les hommes de son pays, de sa religion et de son siècle, n'eût-il pas, sur le Calvaire, été bien probablement un des plus ardents promoteurs de la grande iniquité d'Israël, en *ne sachant,* pas plus que les autres, *ce qu'il faisait?* N'eût-il pas fait alors ce que la plupart de nos savants du jour auraient fait à l'égard des Colomb, des Copernic, des Harwey, des Galilée, s'ils eussent été du siècle de ces grands hommes?

Oui, Messieurs, ils sont toujours bien rares, dans chaque génération, les penseurs qui n'ont pas besoin d'attendre qu'une vérité ait vieilli pour l'embrasser, qu'un grand homme ne soit plus leur contemporain pour lui rendre justice (1).

Plus que personne, vous saurez vous défier, sans doute, d'un tel danger, puisque vos études vous l'ont signalé cent fois, et vous commencerez certainement à vaincre par là en vous-même une de ces tristes infirmités morales que votre vocation vous destine à prévenir et à combattre chez autrui.

Ne croyez point d'ailleurs que la substitution, malgré l'importance nouvelle que nous lui donnons, nous éloigne beaucoup de nos classiques foyers ; elle ne méconnaît, au contraire, aucune des vérités que nous ont transmises nos aïeux, elle attache le plus grand prix à nos plus précieuses richesses.

Ainsi, nous vous avons enseigné nous-même que l'opium causait un tremblement pareil à celui des buveurs,

---

(1) On se souvient du temps où M. de Lavoisier, se transportant sur des lieux où on lui avait indiqué des pierres atmosphériques, et en trouvant une encore toute chaude, prononça que c'était une pierre ordinaire.

Montlosier, *Myst. de la vie hum.* I, p. 245.)

et nous avons conseillé l'opium contre le tremblement des buveurs : nous avons dit également que ce remède faisait vomir, et nous l'avons proposé contre des vomissements. La substitution dira-t-elle autre chose ?

Si nous déclarons ailleurs que la belladonne et la jusquiame provoquent et guérissent des manies, la substitution ne tiendra-t-elle pas le même langage ? Ne confirmera-t-elle pas enfin, dans une *multitude* de ses traitements, ce que nous avons dit en parlant de cette *multitude de maladies guéries par des remèdes paraissant agir dans le sens des causes qui les ont produites ?*

Le quinquina ne sera pas non plus un fébrifuge négligé par la substitution, puisque maintenant tout le monde sait qu'il provoque des paroxismes analogues à ceux des fièvres dont il triomphe.

Notre premier antisyphilitique, le mercure, ne saurait non plus perdre son rang dans la méthode substitutive.

Ne cause-t-il pas nombre de symptômes tellement analogues à ceux de la syphilis, qu'on voit trop souvent des hommes habiles persister à combattre par les mercuriaux des souffrances qui ne furent jamais, ou ne sont plus dès longtemps que l'œuvre du mercure, bien que cet écueil ait été signalé de très-bonne heure, et que chaque praticien se flatte de l'éviter ?

Les soins minutieux que nous prenons nous-mêmes dans nos écrits, et que bien d'autres ont pris avant nous, pour distinguer ces deux familles de symptômes, ne montrent-ils pas de reste, combien est insidieuse la *ressemblance qui les unit ?*

L'arsenic enfin, dont les récents triomphes nous occupent tous beaucoup aujourd'hui, ne sera pas non plus moins indiqué et moins puissant pour la substitution que pour nous.

D'après de hautes analogies entre ses effets et ceux des miasmes marécageux , M. Bouchardat n'hésite point à considérer ce remède comme un substituant des fièvres de marais. Nous ne saurions guères penser autrement quand nous le voyons déjà guérir par substitution, en les *avivant*, certaines éruptions mentionnées par nous (*Thér.* I, p. 308). Il serait d'ailleurs difficile de méconnaître un fébrifuge substituant dans l'arsenic, rien qu'à le voir, chez M. Boudin, réussir surtout contre des fièvres *dysentériques, ictériques, tétaniques et algides,* c'est-à-dire contre des groupes de symptômes dont le caractère dominant n'est que trop marqué parmi les cruels effets de ce poison.

Eh bien, Messieurs, tous ces agents de la substitution ne sont-ils pas comptés parmi nos plus utiles agents ? les trois derniers, surtout, ne peuvent-ils pas être acceptés comme l'élite de ce qu'on nomme *les spécifiques ,* c'est-à-dire de ce qu'il y a de plus heureux et de plus fort dans la médecine de toutes les époques ? Et la substitution fait-elle autre chose à cet égard, que rendre hommage à nos spécifiques et leur imprimer une consécration nouvelle en reconnaissant en eux des substituants ?

Les spécifiques, vous ne l'ignorez pas, sont pour nous comme des dieux inconnus : leur existence, leurs étonnants bienfaits se révèlent partout, mais souvent ils se montrent à l'improviste, et souvent on les cherche en vain là où l'on se croyait sûr de les trouver.

Dès la naissance de l'art on voit les spécifiques sillonner en éclairs d'une magnifique splendeur tout le ciel de la médecine, et faire, contre toutes sortes de maux, bien des preuves éclatantes ; on les retrouve au sein des nations les plus civilisées, chez les tribus sauvages, dans le charriot et sous la tente des peuples errants, comme parmi les traditions de nos bourgades les moins éclairées. Nulle part, on ne saurait les méconnaître, mais en même temps on ne saurait, nulle part, les immobiliser, se les assujétir ; et l'art se voit ainsi, comme Tantale, environné de sources de salut, sans pouvoir jamais être sûr d'y puiser. Les eaux thermales de toute la terre en sont une des preuves les plus incontestables par les étonnantes guérisons qu'on ne peut refuser à aucune d'elles et par le vague toujours stationnaire de leurs indications.

Ce double caractère de désolante incertitude et d'admirable puissance, n'est-il pas nécessaire pour expliquer l'accueil si différent que les spécifiques ont rencontré, selon les temps et les lieux ?

Leur incertitude, leur insoumission, si l'on peut le dire, n'a-t-elle pas souvent excité contre eux, dans la science, une colère allant jusqu'à la révolte, allant jusqu'à la brutale négation de leur existence. Voyez comment les traite l'illustre Giacomini lui-même, dans sa riche Matière médicale, dont les savants B. Majou et Rognetta, viennent de nous donner une traduction excellente. Lisez les trois pages ou au milieu des cent volumes du grand Dictionnaire des sciences médicales, M. Mérat, organe de son école, veut bien parler des spécifiques, mais en s'indignant d'avance contre quiconque, à l'avenir, se commettrait au point de leur accorder une article de matière médicale !

Par cette incertitude des spécifiques, s'explique aussi pourquoi ce ne sont que les gens du monde, les sauvages, les villageois, partout un empirisme impatient et indiscipliné, qui ne cessent point de s'enquêter de spécifiques sans que la science ait, en aucun temps , fait le moindre effort pour donner à de telles recherches une direction de quelque valeur et de quelque portée.

Mais, d'une autre part, la haute puissance de ces médicaments fait voir également pourquoi l'idéal des spécifiques ne peut jamais s'effacer, pourquoi une vague espérance moins d'en trouver que d'en voir venir, a jeté des racines si profondes et dans les entrailles de la médecine et dans la pensée des nations : pourquoi, enfin, l'art lui-même, se refusant à plusieurs époques, et comme derrière un voile de dépit et de honte, à regarder ouvertement de leur côté, ne laisse pas de leur adresser sans cesse de furtives invocations. Depuis quelques années l'on exprime du reste bien généralement le désir d'en avoir, mais on les cherche toujours par les moyens qui, de tout temps, ont si mal réussi. Le moment serait-il enfin venu de débrouiller nos idées sur cette question vitale et de l'envisager en face ? Et conduits, comme par la main, vers eux, par la substitution, pourrons-nous ne pas proclamer ce qu'elle peut faire en leur faveur, nous qui venons de la voir en reconnaître en en accepter pour *siens* quelques-uns des plus précieux ?

Les spécifiques sont des médicaments qui guérissent directement et sans qu'*avec eux*, avons-nous écrit, *aucun phénomène appréciable ne puisse être aperçu entre la pénétration de l'agent dans l'organisme et la modification qui en est ressentie par la maladie combattue* (*Thér.* I, p. 51).

Voilà le fait immense qui sépare les spécifiques de tous les autres médicaments. Ce fait, un peu rare à observer dans toute sa pureté, s'est produit néaumoins assez souvent pour être incontestable, et nous fournir l'idéal du spécifique tel qu'il doit se montrer dans son meilleur emploi, et livré convenablement à toute sa force médicatrice et à elle seule.

Ce fait constituant pour nous l'essence des spécifiques, est la seule notion certaine que nous ayons d'eux. Or, pour les administrer, il faut en savoir davantage.

Les substances qui purgent ou qui font vomir, etc., sont à peu près sûres de trouver dans tous les individus de notre espèce, le concours vital dont elles ont besoin pour cet effet. Et dès lors un bien petit nombre d'expériences sur le jalap, l'huile de ricin, etc., etc., nous ont autorisé à leur inféoder le titre de purgatifs, et à les employer sans hésitation comme sans mécompte, quand c'est une purgation que nous voulons obtenir ; il en est au fond de même pour les vomitifs, les rubéfiants, les diurétiques, etc.

Mais la substance qui doit guérir comme spécifique,

ne peut s'appuyer de la sorte avec fixité sur un état physiologique régulier et généralement constant de la vie, car cette substance doit s'appliquer à un état anormal et par conséquent plus ou moins variable, comme tout ce qui franchit l'unité de la règle.

Ainsi, dès qu'un spécifique a eu guéri un malade ou plusieurs malades, on ignorait s'il ne guérirait point tous les malades à venir, s'il ne se refuserait pas à en guérir même un seul, ou s'il en est plus ou moins auxquels il serait favorable.

Pour sortir de ce cruel embarras, l'art a pensé que le spécifique d'un cas pathologique donné, devait être aussi spécifique pour tous les cas jugés par nous le plus semblables au premier, pour tous les cas que nous assimilons à celui-ci, sous un nom commun d'espèce. Tous ces états pathologiques ayant dans chacun de ces groupes, a-t-on dit, le plus d'analogie possible, à nos yeux, seront à peu près identiques pour le spécifique comme ils le sont pour nous; la substance qui en aura guéri un devra les guérir tous et sera attachée pour toujours à ce groupe, comme la rhubarbe et le séné le sont à la purgation.

La valériane, dès lors, qui a réussi contre des épilepsies, sera opposée à toutes les maladies de ce nom; et les pilules de Méglin ayant guéri des prosopalgies, pourquoi ne guériraient-elles pas toutes les autres?

Le raisonnement était spécieux, mais par malheur pour l'humanité, l'expérience a mille fois prouvé qu'il n'était que cela.

Nos groupes, à nous, peuvent se rapporter plus ou moins utilement aux méthodes évacuantes et dérivatives, en simplifier et en favoriser l'application, mais ces mêmes groupes ne sont point nécessairement, avec le spécifique, dans les rapports convenables à son action salutaire; c'est ce que le spécifique seul pouvait nous apprendre, et il nous l'a bien vite appris.

Le remède qui a spécifiquement guéri une prosopalgie se refuse à en guérir une autre, et atteste par là que, pour les surmonter toutes deux, il exigerait qu'elles eussent en commun d'autres caractères que ceux d'après lesquels nous les avons associés dans nos cadres. Des fièvres que nous estimons sœurs, ne sont point toujours trouvées telles par le quinquina, car il guérit l'une et ne guérit pas l'autre. Le zinc, essayé par Huffeland et Levrat-Perroton de Lyon, contre quarante-huit de *nos* épilepsies, n'en a trouvé que deux *siennes*, n'en a voulu guérir que deux. Comment donc parvenir à connaître les exigences d'un spécifique, afin de l'appliquer aux individualités qu'il guérira, et de l'épargner soigneusement à toutes celles qu'il ne saurait atteindre?

L'art a fait ce qu'il a pu pour tirer de la clinique le plus de renseignements possibles à cet égard, mais quelques services partiels qu'aient rendus de tels efforts, quelques secours qu'aient tenté d'y joindre cent hypothèses successives, les spécifiques ont généralement gardé leur secret : l'on en est réduit à leur égard à la méthode des probabilités, et l'on a pour un spécifique une considération et une confiance proportionnées au nombre de ses succès dans le groupe nosologique auquel on le consacre.

Cet emploi des nombres en médecine a eu, de nos jours, d'illustres partisans, et rien ne prouve mieux l'extrême détresse de la médecine : remettre tout en loterie, après trois ou quatre mille ans de travaux ! Oh ce n'est plus là sonner le tocsin d'alarme, c'est bien certainement entonner le chant des funérailles.

Eh quoi, Messieurs des chiffres, parce que l'art a de la peine à se tenir sur ses pieds et ne peut avancer, vous voulez le faire marcher en le mettant sur la tête ! Vos nombres, en effet, seraient tout au plus le complément, la preuve, la vérification de vos procédés, jamais ils ne pourront être un moyen positif de les rendre plus sûrs et meilleurs. Acceptez donc maintenant ces nombres, non comme une méthode médicale, mais comme une sorte d'examen de conscience qui, en vous disant combien de fois tel moyen ne vous a pas réussi, vous dira en même temps combien de fois vous avez eu tort de l'employer ; examen de conscience au reste, bien souvent infidèle ou impossible, puisque tant d'éléments pathologiques ne peuvent se traduire en chiffres et que vos unités ne seront jamais que des étiquettes semblables sur des entités séparées par de nombreuses et incalculables différences !

Nous nous garderons bien, au reste, de vouloir entrer ici dans quelques détails sur les vices de cette méthode prétendue : il n'est sans doute personne dans cette enceinte qui n'ait lu avec le plus grand fruit, le beau

travail où ils sont signalés, de main de maître, par l'éloquent et profond Risueño d'Amador, ce pathologiste émin-
nent que nous sommes heureux d'avoir pour collègue dans
la célèbre école des Bordeu, des Barthez et des Lordat.

Ne compter sur un spécifique et ne le compter lui-même
pour quelque chose qu'en raison du nombre de ses succès ! Comme si le nombre des succès changeait rien à l'importance d'un remède pour le cas précis auquel il convient ! Il faut donc ainsi abandonner, comme infidèles,
tant de spécifiques dont les succès sont très-rares, soit
parce qu'on ne sait pas les mettre à leur place, soit parce
que les cas auxquels ils conviennent le mieux ne sont
réellement pas communs ! C'est bien là ce qu'on ne fait
que trop ordinairement, et pourtant, même ceux de
cette dernière classe, n'embrasseraient-ils pas, dans leur
ensemble, bien plus de cas que tel remède qui, à lui
seul, en embrasse le plus ? et quelles pertes pour un art
qui a tant besoin d'acquérir !

Eh bien, Messieurs, c'est au milieu de ces tribulations
et de ces misères que la substitution, dont nos topiques irritants nous ont dit tout le secret, vient nous dévoiler, à
son tour, le secret des spécifiques, et nous montrer des
substituants en eux. Etudiez, nous dit-elle, les souffrances que produit chaque médicament, et vous aurez
dans chacun d'eux le spécifique d'un mal analogue à celui-là même qu'il peut causer. Admirons, apprécions
Messieurs, toute la portée de cette belle équation, où les
substituants, si jeunes encore dans nos écoles, si peu
considérés jusqu'à ce jour, et si rarement en œuvre dans

l'ensemble de la thérapeutique, malgré leur condition le plus rapprochée de la certitude, s'élèvent sous nos yeux à la dignité de spécifiques, et où ces mystérieux spécifiques, si indisciplinables, si rarement utiles, malgré leur prodigieuse puissance, sont tout à coup éclairés du grand jour de la substitution et deviennent enfin pour nous et comme substituants des instruments dociles et sûrs ! Là est sans doute la plus grande conquête que l'art ait jamais pu faire.

II.

Il ne suffit pas, Messieurs, de posséder des médicaments et une méthode qui en assure le choix, il faut connaître encore la somme d'action que nous aurons à leur demander, et partant il faut savoir à quelle dose, de quelle manière et avec quels soins nous devrons les mettre en œuvre.

L'histoire universelle de l'art n'atteste que trop l'incertitude où l'on est sur la quantité d'action dont un remède a besoin pour guérir, et parmi les maux innombrables dont les polypharmaques eux-mêmes accusent la polypharmacie, il serait bien difficile de savoir si le genre humain doit plus de souffrances à des remèdes mal choisis qu'à des remèdes mal mesurés bien que d'un bon choix.

Tâchons d'arracher les subtituants à ce grave danger qui, de toutes parts, environne leur berceau.

Mais avant de consulter l'expérience à cet égard, rappelons-nous, Messieurs, que nous sommes en présence de cette force mystérieuse qui, se jouant de toute comparaison, de toute analogie vulgaire, exige souvent le moins quand elle nous semble exiger le plus, et agit souvent le plus alors qu'il nous paraît qu'elle agisse le moins.

Combien de fois une maladie longue et formidable n'a-t-elle pas été remplacée, en dépit de nos mensurations grossières, par une des plus bénignes indispositions! Des hémopthysies, des névralgies viscérales, des toux alarmantes n'ont-elles pas cessé de la sorte, à l'apparition d'un faible *molimen* hémorrhoïdal, d'une dartre fort légère, ou d'une simple modification de la sueur des pieds? Et combien de fois aussi ces imperceptibles anomalies, troublées dans leur existence, n'ont-elles pas donné lieu aux désordres les plus funestes?

Croirait-on sur la foi des apparences qu'il ne s'effectue rien de sérieux dans le système vivant pendant l'intervalle de deux attaques de goutte, ou de deux paroxísmes de fièvre pernicieuse? Quelquefois alors tout annonce la meilleure santé, bien que le plus grand danger s'organise et se prépare; et lorsque le médecin qui, découvrant au milieu de ce calme trompeur l'incubation de la tempête, vient administrer un de ses remèdes les plus heureux, le mal près de se montrer ne se montre point, et l'action prodigieuse du médicament n'aura guère été plus aperçue que la puissance terrible, mais encore muette, dont il a silencieusement triomphé.

L'innocente vaccine qu'un enfant reçoit d'un enfant, la vaccine bien plus grave qui dérive immédiatement de la génisse, la variole bénigne, la variole confluente que tant de périls accompagnent, ces quatre exanthèmes si différents dans l'énergie et le danger du mal qu'ils apportent, n'ont-ils pas une égale et même vertu contre le mal qu'ils conjurent? Et qui sait donc si quelque chose de beaucoup moins offensif encore que la vaccine la plus légère ne viendra pas ajouter bientôt à cette remarquable série, un cinquième terme tout aussi puissant que les autres contre la variole?

Cherchons donc, Messieurs, avec le plus grand soin, et comme un élément indispensable de la substitution, quelle est la somme d'action dont les substituants ont absolument besoin pour leur effet médicateur; mais ne perdons point de vue, dans cette enquête, les considérations générales qui viennent de vous être rappelées.

Il est difficile, dans l'état actuel de l'art et sous l'empire des idées généralement admises, de croire à une guérison sans travail, sans révolution, sans combat.... Les œuvres journalières de la nature et celles de l'art se réunissent, en effet, pour nous imposer le joug de cette opinion.

Notre thérapeutique, malgré ses variations perpétuelles, a-t-elle jamais cessé de nous entourer invariablement d'une atmosphère épaisse de souffrances? Mal de la faim, mal de la soif, mal des boissons nauséabondes ou surabondantes, mal des purgatifs, des vomitifs, des rubéfiants, des escarotiques; mal du fer, mal du

feu... hélas! l'art salutaire n'arrive jamais guère autrement que par du mal et quelquefois par beaucoup de
mal, à faire un peu de bien!

La moins orageuse des médications, celle des alté-
rants, ne paraît pas échapper mieux que les autres à
cette impitoyable loi : « Ils sont éliminés par tous les
« émonctoires, mais en *ébranlant* vivement les organes,
« en *déterminant une véritable maladie,* » dit M. Bouchardat ,interprète de la pensée commune. (*Annuaire,*
etc., 1842, p. 65.)

La nature de son côté, ce grand maître qui triomphe
quelquefois seul de tant de maladies supérieures aux efforts de l'art, n'y parvient presque jamais autrement que
par d'orageuses révolutions où souvent elle succombe
il est vrai, mais peut être uniquement faute de pouvoir
faire ou de pouvoir supporter plus de mal.

En face de données si imposantes et si nombreuses
nous n'oserions croire aisément que la substitution pût
être exempte de mal, mais nous devons chercher soigneusement si du moins l'art, dans l'emploi qu'il fait
des substituants, ne va pas souvent trop loin quant à la
somme d'action qu'il en exige.

L'abus incontestable des substituants externes et de
leur force vulnérante, bien qu'elle soit limitée par le
mode de leur application et soumise dans ses effets à un
contrôle perpétuel et facile, ne nous fait-il pas déjà pressentir combien plus on doit abuser des substituants internes qui, par un emploi renouvelé tous les jours,
peuvent se prodiguer sans mesure et dont les fâcheux

effets, cachés dans l'intimité des organes, peuvent se rejeter aisément sur toute autre cause et trouver le praticien longtemps sourd à leurs réclamations? Nous n'allons en avoir que trop la preuve.

Quel degré de mal peut être nécessaire au succès du mercure contre la syphilis? Ici règne partout un vague affligeant : tous ont voulu longtemps, plusieurs veulent encore qu'une fièvre mercurielle, une salivation désastreuse, etc., soient indispensables à ce traitement.

Beaucoup sont d'un avis diversement éloigné de celui-là, mais presque personne n'administre ce remède sans provoquer au moins quelques indispositions dont la nécessité n'est pas démontrée.

Il n'y a donc rien d'universellement reconnu, quant au degré de mal qu'on doit demander au traitement mercuriel de la syphilis, et à cet égard chacun suit sa pente, bien persuadé toujours qu'elle est la meilleure.

Pour ce remède, il s'est même établi un usage cruellement étrange. Des praticiens veulent absolument que l'on pousse l'emploi du mercure jusqu'à la gingivite et à la salivation, non dans la croyance que ces maux soient nécessaires à la guérison, mais uniquement afin de ménager en eux à notre curiosité malhabile un thermomètre des progrès du traitement, une lucarne pour voir tout à notre aise si l'économie est suffisamment *imprégnée, saturée* de mercure, comme nous nous oublions tous à le dire, en continuant ainsi, dans un vitalisme bâtard, à chimiser et à mécaniser la vie.

Cette bagatelle dont on ne se fait pas plus faute que

de découvrir le pot au feu pour voir s'il est à point, coûte cependant quelquefois bien cher au patient et peut entraîner de bien déplorables misères. L'art ne devrait-il donc pas avoir quelque moyen plus sage de suivre la marche de ses remèdes et disputera-t-il toujours à l'enfant le meurtrier privilége de déterrer chaque matin, pour voir s'ils ont germé, les noyaux qu'il a plantés la veille?

Soit donc parce que rien n'est arrêté assez décidément sur la somme d'action nécessaire au mercure contre la syphilis, soit parce que l'on se plaît même à l'exagérer sous un honteux prétexte que nos neveux auront peine à croire, il reste certain que dans l'ensemble de la pratique universelle, l'action du mercure excède fréquemment et de beaucoup les exigences de la guérison. Ce malheur n'est que trop démontré par l'effroi qu'inspire communément le mercure, par l'aversion ou les graves méfiances que lui ont montrées souvent des praticiens illustres et même des écoles entières, par les fâcheux effets dont la société l'accuse fréquemment, et que nous cherchons nous-mêmes à combattre dans bien des pages de notre thérapeutique.

Le quinquina ne laisse-t-il pas également dans l'ensemble de la pratique médicale des traces nombreuses d'une action surérogatoire et étrangère à son œuvre médicatrice? Souvent il indispose les entrailles ou fatigue la poitrine ; souvent il sème son passage de déplorables et longs reliquats. L'art n'est donc pas bien fixé sur la somme d'action que doit exercer ce remède pour guérir.

Le mercure et le quinquina comptent sans doute de beaux et irrépréhensibles succès avec le moins de mal possible, ou même sans mal appréciable; mais ils ne sont qu'une preuve nouvelle de la superfluité d'action des autres traitements; ils attestent le bonheur du praticien, quelquefois le tact supérieur dont il est doué, et nullement une possession de l'art, un principe assez évident pour régler la conduite des écoles entières.

L'arsenic enfin, le plus redouté de tous les substituants et de tous les remèdes, a, jusqu'à ce jour, causé en thérapeutique des accidents si graves, que vingt fois remis en faveur par des praticiens célèbres, il a été vingt fois abandonné de tout le monde, au point que le professeur Barbier n'ose lui consacrer un article de sa matière médicale.

Cela ne prouve-t-il pas avec surabondance qu'ignorant la somme d'action nécessaire à l'arsenic pour guérir, l'art a trop souvent exigé de cet agent redoutable une force, dépassant peut-être de bien loin, les convenances de la guérison? Heureusement, très-heureusement enfin, nous venons de sortir, et sans retour, de cette funeste ornière.

Le docteur Boudin, de Marseille, a traité en peu de mois cinq cents fièvres des marais par un centième ou tout au plus, quelquefois, deux centièmes de grain d'acide arsénieux, avec un succès incomparable, et sans que cet instrument terrible ait manifesté un seul de ses fâcheux effets.

Voilà donc des maladies du Sénégal ou d'Alger, agravées par des traitements divers, invétérées, profondes, alarmantes, qui cèdent parfaitement, et sans récidive comme sans offense, à l'un des instruments les plus dangereux de la thérapeutique !

Ce fait, très-nouveau, très-inattendu pour nos écoles, nous donne sérieusement à penser que le mal peut bien n'être aucunement nécessaire au substituant pour guérir, car nous ne croirons point à une loi d'exception en faveur de l'arsenic ; bien des traitements heureux ont d'ailleurs offert de tous temps un pareil caractère d'innocuité, mais moins complet peut-être, moins évident, et presque toujours à côté de traitements semblables et très-décidément offensifs.

Ceci nous force donc à revenir sur une expression qu'il semble temps de rectifier.

Quand nous avons dit qu'une maladie se substituait à une autre pour la guérir, n'avons-nous point pris la forme pour le fond, l'apparence pour la réalité ?

Si ce n'est pas, en effet, dans les reliefs, dans les boursoufflures d'une maladie qu'on peut se flatter de l'atteindre, mais uniquement dans ses racines, dans la puissance qui l'a engendrée et qui la nourrit ; ce n'est pas non plus l'appareil d'une maladie que nous devons demander au substituant, mais seulement le pouvoir spécial de la produire. C'est une lutte ou plutôt, et sans hypothèse, c'est une rencontre clandestine et souterraine que nous devons amener entre deux puissances, celle qui cause la maladie et celle d'un agent capable de causer une maladie analogue.

N'est-ce pas là, en effet, ce que vient d'établir avec la plus entière évidence cette large expérimentation clinique de Marseille ? La substitution s'y montre à découvert et dans toute sa simplicité, sans y être masquée ni entravée par aucun fâcheux appareil de maladies ; c'est la substitution ou plutôt l'apposition d'une influence à une influence, c'est un pouvoir arsenical qui se manifeste uniquement par son triomphe sur le pouvoir qui soutient une maladie, et non par le plus léger signe d'une intoxication arsenicale. Quand donc nous avons dit, sur la loi des apparences, qu'une maladie en chassait une autre, comme on eût dit un clou chasse un clou, nous avons cru faire alors de la philosophie médicale, mais nous craignons bien de n'avoir fait que de la philosophie de charpentier.

Vous concevez, Messieurs, qu'arrivé à ce point, le nom de substituant, qui implique une erreur, doit faire place au nom de spécifique, qui n'en contient point et qui possède une longue antériorité. Nous croyons donc qu'à l'avenir la méthode substitutive, mieux connue et immensément agrandie, devra s'appeler médecine des spécifiques, en attendant le jour, peu éloigné peut-être, où on l'appellera simplement médecine.

Les substituants topiques, vulnérants ou irritants continueront, tant qu'on croira devoir les garder, à différer du reste de leur nombreuse famille ; mais la différence, prenons-y garde, est bien légère : les substituants externes dont nous sommes partis et les substituants internes auxquels nous sommes arrivés, possèdent en commun le droit de guérir un mal dont ils ont le pouvoir spécial d'imiter les symptômes. Or, les premiers guérissent en nous cachant ce pouvoir, les autres en nous le montrant.

Les substituants externes continueront donc, sans changer de nature et de force, à causer une maladie, par l'inévitable effet que provoque une puissance hostile accumulée sur un point souffrant, de même que le mercure, le quina, administrés à dose hostile, causeront toujours plus ou moins de mal.

Mais puisque ces derniers vont apprendre à dépouiller leur malfaisance, comme vient de l'apprendre l'arsenic, pourquoi les substituants externes ne l'apprendraient-ils pas également?

On peut croire que l'action locale irritante de ces topiques sera heureusement remplacée, comme elle l'est déjà fréquemment, par l'emploi intérieur de la même substance, ou que s'ils continuent à être appliqués au dehors, ils le seront avec assez de mesure pour guérir un mal ou contribuer à sa guérison, sans en causer sensiblement un autre.

L'exemple de Marseille, taillé sur un si large patron, ne peut être un fait isolé, une exception, comme on s'oublie trop souvent à le dire de tant de choses : il n'y a point d'exception dans les lois de la nature, et ce qui est une exception pour l'ignorance humaine cache toujours une découverte. Ne doutons donc point que le pouvoir sanateur et entièrement inoffensif de l'arsenic, administré enfin d'une manière convenable, ne nous conduise à trouver une même innocuité dans beaucoup d'autres spécifiques dont l'action est encore si souvent entourée de mal.

Mais, Messieurs, cette dose exiguë d'arsenic vous étonne, et vous nous demandez comment il est possible qu'elle ait tant de pouvoir. Le fait néanmoins est avéré et force nous est bien de l'expliquer, si l'explication d'un fait certain vous est absolument nécessaire pour le juger admissible.

Les doses n'ont en elles-mêmes rien d'absolu : elles sont trop grandes quand elles dépassent, trop petites quand elles n'atteignent pas leur but. Les doses de M. Boudin sont justes, puisqu'elles atteignent complètement leur but sans le dépasser en rien.

La matière agit ordinairement sur nous comme assimilable ou comme hostile, et l'expérience universelle atteste que, dans ces deux cas, l'action de la matière est en général, pour nous, le résultat composé de sa nature et de sa masse.

La nourriture, chargée de l'accroissement et des réparations de l'individu, se règle sur ces besoins dans sa masse et dans sa nature, et l'expérience nous a donné des notions approximatives à l'égard de l'une et de l'autre.

La matière hostile, de son côté, nous fait généralement d'autant plus de mal qu'elle est plus hostile ou agit en plus grande quantité. L'expérience nous a aussi donné approximativement des notions à cet égard sur un très-grand nombre de substances hostiles, médicaments ou poisons, et nous savons ce que c'est pour eux que dose forte et dose faible, puissance forte et puissance faible.

Ainsi, quand les purgatifs, les vomitifs, les diurétiques, les vésicatoires, qui abordent toujours hostilement l'organisation, sont vaincus par la vie, nous avons raison de nous reprocher de les avoir choisis trop faibles ou de les avoir donnés à trop faibles doses, *et vice versâ*, pour les cas contraires.

Les spécifiques ont été aisément, dans la pensée générale, envisagés même, et on les a donnés à large mesure, soit par comparaison involontaire avec les autres médicaments et avec les aliments, soit aussi par notre tendance à voir dans l'action de tout remède, spécifique ou non, un antagonisme, une bataille où la victoire doit rester aux plus gros bataillons.

Les spécifiques, pourtant, dans leur meilleur emploi, n'ont rien qui ressemble à l'alimentation, rien qui rappelle non plus la lutte à outrance que nous engageons entre un médicament hostile et la vie, et où nous sommes forcés, comme avec un purgatif par exemple, de venir en aide au jalap ou au séné, à grand renfort de doses ou d'auxiliaires, aussi longtemps que nous craignons de voir les forces vitales triompher des forces médicamenteuses.

Le spécifique, d'après notre définition, ne devant se manifester que par la guérison, a une mission toute de bienfaisance et de paix. La vie au lieu de s'élever contre lui et de le repousser de toute sa colère, comme elle repousse ou cherche à dompter le médicament hostile et l'aliment lui-même, quand il arrive hors de temps ou de mesure, doit au contraire se livrer avec entraînement à ce messager de bien-être et de salut.

Si l'on a le droit de comparer le spécifique à quelque chose qui n'est pas lui, c'est à la coupe d'eau sauvant des plus cruelles tortures et de la mort, le malheureux que la soif consume ; c'est à ce morceau de pain qui, dans les dernières angoisses de l'inanition les appaise à l'instant même, sans substitution d'aucun mal, sans conflit et bien avant qu'un atôme de cette matière assimilable ait pénétré dans la circulation. Sans donc songer encore à nous faire quelque idée de la manière d'agir des spécifiques, bornons-nous à reconnaître que rien n'autorise à croire qu'elle doive exiger des masses analogues ou proportionnelles aux masses dont a besoin la matière pour nourrir nos organes ou pour leur livrer bataille.

Des travaux ultérieurs établiront-ils que le spécifique ne guérit qu'en produisant un *minimum* de mal, une ombre, une menace de mal qui réveille l'énergie du principe vital, découragé ou distrait, (qu'on nous passe une métaphore nécessitée par l'imperfection du langage) et vienne le contraindre à lutter plus sérieusement contre la vraie maladie repoussée par lui jusques-là avec trop de mollesse ou de nonchalance ? Ou bien reconnaîtra-t-on que le spécifique a pour but de donner à l'économie, au moins de frais possible, la satisfaction d'un besoin qui la tourmente, ou d'amener l'épuisement, la saturation d'une aptitude à laquelle elle ne peut se soustraire que par là , comme l'aptitude à subir la variole s'épuise par la vaccination ? Toutes ces questions ont le temps d'être l'objet d'un long examen, nous n'avons ici nul besoin de nous en occuper.

L'on a donc de sérieuses raisons pour chercher, plus soigneusement qu'on ne l'a fait encore, jusqu'à quel point doit être réduite la dose de tout spécifique, choisi avec convenance, au meilleur mode de préparation et à l'abri de toute influence perturbatrice, comme mélanges de remèdes ou usage d'aliments médicamentaux. L'expérience peut seule nous dire jusqu'à quel degré d'atténuation doivent descendre les doses des spécifiques ainsi employés, et peut-être cette atténuation ira-t-elle bien au-delà de tout ce que nous ne préjugeons à cet égard que faute d'avoir médité sur la fonction propre du spécifique.

La destination de celui-ci étant d'agir sur le mal et de n'exercer aucune autre action, puisqu'il ne pourrait le faire qu'en ennemi, tout ce qu'il aura de force supérieure à son objet sera nécessairement hostile, comme devient hostile dans les aliments eux-mêmes, tout ce qui dépasse leurs convenances. Ce médicament ira donc ferrailler au large, avec la vie, fatiguer des organes et troubler des fonctions qui n'ont rien à démêler avec lui; et ces maux, toujours inutiles au moins, seront plus d'une fois un obstacle à l'action salutaire du remède. Rien de fâcheux, et l'illustre Barthez insiste beaucoup sur ce point, rien de funeste même, dans certains cas, comme la diversion et les tiraillements imprimés au principe vital, quand une opération spéciale et majeure doit surtout l'occuper.

C'est ainsi qu'en employant nos doses ordinaires de

quinquina, le goût et l'odorat en sont d'abord tourmentés, en pure perte ; la gorge qui se resserre, l'estomac qui se soulève, les intestins qui se révoltent, n'accusent-ils pas déjà le spécifique de forfaiture ? Aussi tâchons-nous de prévenir ces justes réclamations de la vie en concentrant le remède sous forme de sel ou d'extrait, en le déguisant par divers mélanges, en le donnant en bains, en frictions, en lavements, etc., etc. Dans ce dernier cas nous avons même l'art heureux de tromper l'intestin par l'ivresse passagère de quelques gouttes de laudanum, et tous ces procédés sont utiles et sages. Oui, mais après tant de précautions pour séduire ou endormir les sentinelles avancées de l'organisme, le remède n'ira-t-il pas encore se heurter, loin de nos regards, contre des milliers de points animés que nous ne pouvons garantir de ses atteintes, qui ne veulent rien de lui, et près desquels il devrait passer dans le plus modeste et le plus rigoureux incognito ?

La Providence, en nous laissant au milieu de bien des corps ennemis flottant dans l'atmosphère et dans les eaux, a mis une juste proportion entre la quantité de ces poisons ambiants et notre aptitude à en être impressionnés. Ils cessent alors d'être hostiles pour nous à raison de l'exiguité de leur dose, comme l'utilité de l'aliment disparaît elle-même, quand il est en quantité infiniment inférieure à nos besoins.

Eh bien, les spécifiques, afin de remplir leur tâche mystérieuse et paisible, ne devraient-ils pas être de même assez raréfiés pour ne mettre en émoi dans l'économie, rien de ce qui devrait demeurer inaccessible à leur influence?

Mais, en réduisant à l'impossibilité absolue de nuire la quantité et par conséquent la force du spécifique, comment donc lui en restera-t-il assez pour guérir ?

Le parallélisme ne semble pas admissible, si l'on songe à la susceptibilité vitale augmentée indéfiniment dans les maladies, pour l'agent surtout dont le pouvoir est analogue au pouvoir qui les cause ; et lorsque d'ailleurs, sachant la vie toujours prompte à accueillir ce qui lui est favorable non moins qu'à se révolter contre ce qui l'offense, nous voudrons bien ne pas oublier que le spécifique lui arrive comme l'ami le plus nécessaire, le plus impatiemment attendu. Qu'est-ce qu'un verre d'eau pour vous quand vous le buvez par hasard, sans répugnance et sans soif? et qu'est-ce qu'un verre d'eau pour celui qui est prêt à mourir de soif dans le désert du Sarah ?

Le grand art sera donc d'assigner à chaque remède le point précis où il se trouvera suffisamment atténué pour ne pas nuire, en possédant toutefois la force de guérir.

M. Boudin a peut-être touché ce point dans un cas spécial, peut-être s'est-il seulement approché du but beaucoup plus qu'on ne l'avait fait avant lui.

A cet égard hâtons-nous de citer, au moins comme documents du plus haut intérêt, les expériences que M. Bouchardat vient de soumettre à l'Institut (Comptes rendus, 17 juillet). Ce savant a constaté, avec soin, qu'un vase d'eau infectée d'un millième d'essence de moutarde, par exemple, ou même d'un millionième d'iodure de mer-

cure, faisait périr instantanément des poissons et des annélides, par la minime fraction de ces fractions qui pouvait, en si peu de temps, agir sur eux.

Ces faits surprenants ne disent-ils pas que des fractions
graduellement inférieures à celle qui tue, doivent pouvoir
causer la longue série de maux dont la place est mar-
quée entre la santé parfaite et la mort? De quelle in-
concevable ténuité sera donc la fraction qu'il faudrait
si, ne voulant ni tuer ni même offenser l'être vivant, on
avait besoin de ne porter en lui qu'une influence médicamenteuse, clandestine et analogue, par exemple, à celle
de l'arsenic dans la clinique du docteur Boudin?

En attendant que la médecine vienne creuser à son
profit cette mine si heureusement ouverte, nous propo-
serons à l'habile expérimentateur la question suivante:

Combien de poissons ou d'annélides traversant tour à
tour, avec la vitesse nécessaire à l'expérience, le vase
d'eau rendu mortel par un millionième d'iodure de
mercure, y périront-ils, déduction faite s'il y a lieu, et
si cela est possible, de leur propre influence sur le liquide?

Spalanzzani a fécondé plus d'un trillion d'œufs de
grenouilles en les immergeant ainsi, tour à tour, dans
de l'eau animée d'un seul grain de liqueurs prolifique.
Mais ici les zoospermes, en nombre fini, quelque grand
qu'il soit, peuvent donner la limite du nombre des fécon-
dations.

Le sel de mercure n'ayant rien de semblable pour
faire pressentir les bornes de son terrible pouvoir, l'expérience est toute neuve.

Le milieu délétère s'assainira-t-il en proportion du nombre de ses victimes? alors on devra en conclure que chaque empoisonnement emploie et consume une partie du poison, et l'on saura jusqu'à quelle fraction ce pouvoir toxique peut s'étendre.

Ou bien le milieu délétère conservera-t-il, en donnant la mort tant de fois, la faculté non décroissante de la donner encore ? Dans ce cas, dont rien ne saurait établir à *priori* l'impossibilité, il faudrait reconnaître ou que le poison métallique agit par un mode inconnu d'influence, et sans se consommer en agissant, ou que, matrice et premier support d'une propriété toxique, il a pu la transmettre, par une sorte d'infection, à la totalité du fluide dans lequel il a été dilué ; ainsi , le mouvement imprimé à la bille par le bras du joueur, passe du corps où il est né dans d'autres corps ; ainsi, la puissance du barreau aimanté se communique à l'aiguille qu'il touche, etc.

De tels résultats valent certes bien la peine d'être cherchés, et pourraient nous conduire fort loin de la sphère où nos réminiscences de physique, de mécanique et de chimie dominent peut-être un peu trop les idées que nous nous faisons du dynamisme en général, et surtout du dynamisme de la vie.

Dans les trois hypothèses, l'expérience paraît digne du plus haut, du plus urgent intérêt. Quelque audacieuses qu'auraient été, il y a peu de jours , de semblables questions, il n'y a presque plus de hardiesse à les proposer, dès que la DÉCOUVERTE de M. Bouchardat vient de nous apprendre sur la puissance physiologique des infiniment petits, des choses qui, sans lui, seraient encore pour nous tous *de la plus révoltante absurdité.*

Messieurs, notre tâche est remplie, autant du moins qu'elle pouvait l'être dans une aussi rapide exposition, et d'après le plan auquel nous nous étions soumis.

Nous avons pris un fait presque imperceptible dans l'art, et nous en avons tiré toutes les conséquences avec assez de rigueur pour croire vous avoir sinon démontré complètement, au moins évidemment montré, dans la substitution, une méthode médicale de la plus grande portée, se créant des instruments de travail adaptés à tous ses besoins, ralliant à elle tous les spécifiques connus et à connaître, leur donnant une loi de certitude, et leur ôtant tout pouvoir de nuire par la juste mesure de leur dose.

Des faits nombreux pullulent de toute part à l'appui de cette méthode; nous vous en avons même cité plusieurs et de très-remarquables. C'est à vous, maintenant, à féconder, par de sérieux travaux, ces germes précieux.

La doctrine de la substitution ou plutôt celle des spécifiques, ainsi reconnue et posée dans son ensemble, il vous sera facile de la reconstruire avec plus de méthode et de concision que nous ne l'avons pu faire en prenant les substituants externes pour point de départ. Mais, longues ou courtes, droites ou sinueuses, les voies qui convergent en attestent d'autant mieux que la vérité est au point où elles se rencontrent toutes.

Cette méthode aura-t-elle assez de puissance pour remplacer avantageusement les autres ?

Un homme de génie et du premier ordre parmi les hommes de génie, qui aurait dévoué la vie la plus robuste et la plus longue à éprouver beaucoup de spécifiques sur lui-même, à les étudier dans tout le développement de leur pouvoir, à le mettre aux prises avec des maux de tout degré et de tout caractère; un tel homme aurait peut-être, mais certes il aurait seul le droit de se prononcer sur cette question.

Pour nous, comme pour tout autre, le temps n'est pas venu de l'aborder.

Encore une fois, Messieurs, notre tâche est remplie, et nous ne pensons pas qu'aucune méthode ait désormais à se plaindre d'avoir été assimilée par nous à la méthode substitutive.

CHAPITRE XI.

CONCLUSION.

Pour toujours nous sommes appelés a gémir du va-gue déplorable de la médecine. (*Gazette des Hôpitaux* citée.) Une voix néfaste vient de proclamer au sein de l'école de Paris ces désolantes paroles, traduction trop véritable de celles que Dante met au-dessus des portes de l'enfer.

Lasciate ogni speranza, voi che 'ntrate!

Mais une voix religieuse et compatissante avait déjà dit au monde : « Les principes et les résultats de la mé-thode homéopathique prouvent que c'est elle qui peut mener l'art médical a ce degré de perfection et de certitude longtemps cherché en vain. (*Organon*, tra-duction de Brunnow. Préface).

Hommes éclairés, hommes de bien de toutes les opi-nions et de tous les cultes, vous qui devez être en dernier ressort les juges des juges, des institutions et des lois, ne laissez pas sans fin le sort de la médecine se débattre uniquement dans l'arène obscure où des préjugés, des passions et des intérêts peuvent de part et d'autre nuire au triomphe de la vérité.

Etrangère, quant à ses détails techniques, à votre compétence, la question vous appartient dans tout ce qu'elle a d'accessible à la raison publique, dont vous êtes les organes ; et votre refus de connaître d'une telle cause serait un déni de justice odieux. Prêtres, poètes, publicistes, citoyens, examinez et parlez !

Et vous, jeunes élèves, médecins de tout âge, qui aimez vos semblables et qui n'avez point encore appris à désespérer des bontés du ciel, et de l'intelligence de l'homme, examinez et choisissez !

FIN.

NOTES.

—

N. A. (Pag. 54.)

On nous permettra d'emprunter à ce sujet un article de la Bibliothèque homéopathique de Genève, excellente publication fondée par Dufresne et Peschier, mais que Peschier a soutenue seul pendant huit années avec un zèle et une habileté dont on ne saurait assez lui tenir compte.

CURIOSITÉ ACADÉMIQUE.

On lit ce qui suit dans le *Journal de médecine et de Chirurgie pratique*, tome VIII, page 481 :

Curieuse observation de sternutation prolongée (*).

« M. le docteur Bawens a lu à la Société des Sciences médicale de Bruxelles *une observation fort curieuse* qui se trouve consignée dans les *Annales* de cette Société. Le sujet est une

(*) Cette observation, dans son ensemble et dans ses détails, est tellement favorable à nos doctrines, que nous la croirions une mystification si elle ne venait de haut lieu et si elle n'avait nombre d'antécédents au milieu des publications de l'allopathie, toujours inattentive, inconséquente et frivole dans tout ce qui concerne l'homéopathie.

jeune fille âgée de onze ans, qui fut atteinte, le 18 novembre 1834, de sternutation. Peu fréquentes d'abord, les quintes se répétèrent bientôt presque continuellement, et lorsque M. Bawens la vit pour la première fois, le 8 janvier 1835, à peine cette jeune fille était-elle un quart d'heure sans éternuer. Toutes les fonctions s'exécutaient bien cependant, et la malade ne se plaignait que d'un léger chatouillement dans les narines, et d'une insomnie fatigante causée par les accès qui se répétaient continuellement. Cependant les narines ne présentaient aucune trace d'inflammation, de polype ou d'un corps étranger quelconque. M. Bawens, pensant qu'il existait peut-être une inflammation des sinus frontaux, prescrivit des bains de vapeur et des émollients sans aucun avantage. Les aromatiques, les boissons sudorifiques n'eurent pas plus de succès : on en vint alors aux purgatifs, aux bains de pieds sinapisés ; puis, soupçonnant une inflammation de l'estomac, on prescrivit la diète et des sangsues à l'épigastre : la jeune malade éternuait toujours aussi fréquemment. Seulement ces différentes médications la débilitèrent considérablement. On eut recours alors aux vermifuges ; puis, voyant que l'éternument se reproduisait d'une manière intermittente, on administra le sulfate de quinine ; mais on ne fut pas plus heureux. L'émétique, la valériane, la serpentaire de Virginie, l'huile de castor, le camphre, les poudres de Dower furent successivement administrés tout aussi inutilement. On revint encore aux antiphlogistiques et au sulfate de quinine, dont on donna cent cinquante grains successivement, sans produire autre chose qu'une surdité qui disparut au bout de quelques jours.

« Ne sachant plus à quel médication avoir recours, on essaya la médecine homéopathique. La noix vomique fut donnée d'abord à la dose d'un dix-millionième de grain ; puis on augmenta successivement pendant huit jours ; mais, *comme on le pense bien*, l'effet en fut tout-à-fait inappréciable. Ce fut alors que M. Bawens eut l'idée de faire usage de tabac à priser.

L'accès commençait à deux heures après midi : une petite quantité de tabac en poudre fut déposée sur la muqueuse nasale ; les secousses d'éternuement furent d'abord plus violentes, mais revinrent bientôt à leur état ordinaire. Une seconde prise de tabac fut donnée à cinq heures, et, après de forts éternuments pendant un quart d'heure, avec écoulement muqueux, la malade se trouva en repos. Une troisième prise fut donnée à sept heures, et, depuis cette époque, les accès n'ont plus reparu, l'éternument n'a plus eu lieu, et la jeune fille a joui d'une santé parfaite. »

Voilà certainement une observation telle que le plus ingénieux romancier n'aurait su l'inventer avec autant de bonheur pour mettre dans la dernière évidence le vague désespérant et l'infirmité radicale des vieilles doctrines ; pour donner une idée parfaite de tant de prétendues expériences homéopathiques tentées par les allopathes et invoquées contre nous par les académies ; enfin, pour attirer les yeux les moins clairvoyants sur une des guérisons les plus incontestables et les plus belles que l'homéopathie puisse jamais revendiquer.

Ne voyons-nous pas d'abord, en effet, vingt systèmes, vingt billevesées conjecturales d'une médecine sans base, se presser dans cet étroit champ clos pour y combattre à outrance un ennemi que l'on ne connaît pas, avec des armes que l'on ne connaît guères mieux ? Emollients et aromatiques, fébrifuges antiphlogistiques, toniques, vomitifs, purgatifs, sudorifiques, rubéfiants, vermifuges, nervins, etc., chaque supposition vient à son tour dans l'arène, sans savoir de quel droit, et, comme de raison, pour en sortir vaincue.

N'est-ce pas là et avec une admirable concision, le tableau le plus éloquent et le plus vrai de ce que l'allopathie nous montre journellement dans la plupart de ses œuvres ?

Notre pensée ne saurait être ici de blâmer les essais courageux et la savante persévérance du docteur B.. Dans les voies allopathiques où il se trouve engagé, il mérite au contraire toutes nos approbations ; c'est de ses doctrines et non de ses efforts pour les utiliser, que nous entendons nous plaindre. A sa place, et fourvoyé comme lui, avec son Académie, nous nous croirions heureux de n'avoir pas fait plus mal que lui, peut-être même n'eussions-nous pas eu comme lui la sagesse de nous arrêter quand la malade n'était encore que *débilitée considérablement*, la sagesse de renoncer à mille autres tentatives allopathiques, ni plus ni moins rationnelles que celles auxquelles il a donné la préférence, et auxquelles il a eu la modération de se borner.

Honneur donc au praticien belge qui, sachant s'arrêter à point, et sa malade vivant encore, ne craint pas de lui administrer des remèdes homéopathiques, soit pour lui laisser quelque relâche, soit, peut-être aussi, pour donner à la diète, à l'imagination, à la nature le temps de faire ce qu'elles font si souvent et par hasard aux ordres de nos globules.

Notre confrère fait donc de l'homéopathie, à sa guise toutefois et comme en font les allopathes qui, à aucun prix ne veulent en faire. Il donne de la *noix vomique*, qu'il administre même d'une manière qui lui est propre, et il a grandement raison de ne point s'étonner si cette étrange homéopathie demeure sans résultat.

Heureusement pour la pauvre malade que tout n'est pas encore épuisé : reste pour elle le hasard, ce généreux inventeur de tous les remèdes héroïques de l'ancienne école ; reste l'instinct, le *je ne sais quoi*, le caprice du médecin ; ce caprice, ce je ne sais quoi fait ici merveille, et la désolante névrose qui a déjoué tant de combinaisons savantes et bravé de si diverses, de si volumineuses puissances, disparaît sans retard, devant UNE PRISE DE TABAC ; oui, probablement une seule, car rien n'indique l'utilité de la troisième, rien ne démontre la nécessité de la seconde. Or, dans cette admirable guérison, où tout appartient à nos doctrines, jusqu'à l'exiguité de la dose, si le docteur B., si l'Académie de Bruxelles, si le rédacteur de ses Annales, si le journaliste français qui les a copiées, ne voient rien de plus qu'un fait *très-curieux*, leur sagacité ou leur bonne foi n'est-elle pas chose bien plus curieuse encore?   X.

N. B. (Pag. 75.)

A Nice, le vénérable chanoine de Cessole a fait beaucoup d'expériences sur lui-même avec plusieurs médicaments. Nous lui devons entre autres un bon nombre de symptômes importants qu'il a constatés dans l'*Heliantus annus*.

Créateur et soutien d'une Providence où près de cent jeunes filles sont élevées pour être ensuite placées convenablement, cet homme exemplaire n'a point tardé à voir dans l'homéopathie un admirable instrument de charité, et l'infirmerie de ses pupilles, sous la direction spéciale du docteur Florès, est un établissement modèle où la promptitude, l'économie et le bonheur des traitements répondent en tout aux désirs du pieux fondateur.

Bénédictions sur le prêtre qui, tout entier à ces saintes œuvres, couronne ainsi de l'auréole des apôtres les honneurs dont sa noble famille est environnée par la profonde vénération du peuple et la haute faveur du Prince !

N. C. (Pag. 105.)

Voyez la lettre adressée au **Ministre** de l'Instruction publique par l'Académie de Médecine, consultée sur la convenance d'établir des dispensaires homéopathiques; lettre adoptée à l'unanimité, moins deux voies, le **17** mars 1837.

Cette pièce frivole, et monument d'un véritable dandisme académique, peut se caractériser par la phrase suivante qui vaut, certes, bien la peine d'être textuellement copiée : « L'observation a constaté les dangers mortels de pareils procédés *(ceux de l'expectation)*, dans les cas fréquents et graves de notre art où le médecin peut faire autant de mal et causer non moins de dommage (*pléonasme éloquent !*) en n'agissant point du tout, qu'en agissant à contre-sens. »

L'antique prudence avait dit : Contre un péril certain mieux vaut courir les chances d'un moyen douteux que ne rien faire. Nos savants sont plus larges, et, à leur avis, il est plus sage, dans un incendie, de jeter de l'huile sur le feu que de se croiser les bras. Qu'on dise encore maintenant que l'Académie craint toutes les découvertes, elle qui sait en faire de si prodigieuses, surtout quand elle vote à l'unanimité moins deux voix !

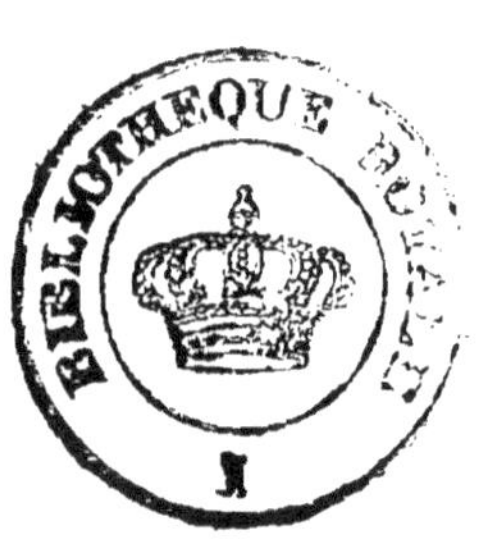

Table des Matières.